近視は失明のリスクを高める――
実は怖い病気です。
でも、治せる病気です。

近視は病気です

窪田良
医師、医学博士
窪田製薬ホールディングスCEO

東洋経済新報社

はじめに

子どもの目が危ない

「視力が1・0未満の子どもの割合が過去最高に」——。

2023年秋、あるショッキングなニュースが報じられました。

文部科学省による調査の結果、裸眼視力が1・0に満たない子どもの割合が小学生で約38%、中学生で約61%、高校生になると約72%となり、いずれも過去最多を更新したというのです。

日本では過去40年以上にわたり、子どもの近視は増加の一途をたどっています。「昔に比べてメガネをかけている子が増えたな」とは皆さん何となく感じていたのではないでしょうか。ただ、今回のニュースで「ここまで深刻になっていたと初めて知った」という方も多いようです。

日本ではあまり知られていないことは、ほかにもあります。それは、「近視は治療が必要な『病気』である」という認識が、世界的に高まってきているという事実です。

目薬やサプリの種類は豊富だけれど

日本ではドラッグストアに行けば、目薬が山のように並んでいます。目に良いとされるサプリメントもたくさんあります。しかし、国内で普通に売られているタイプの目薬が、海外では売られていないのは、ご存じでしょうか。目に良いとされるサプリに、本当に効果はあるのでしょうか。

あるいは、片方の目がとても見えにくくなっているのに、まったく気づかずに日常生活を送ってしまう——そんなことが起こりうることをご存じでしょうか。早く発見すれば何とかなったのに、手遅れになってしまったために最悪の場合失明してしまう人が、実はたくさんいることをご存じでしょうか。

人生半ばで視力を失う中途失明者や、不可逆的な視力低下をきたす人は、意外に少なくありません。それが自分には起こらないという保証はどこにもありません。それなのに、失明をもたらす病気の名前はあまり知られていません。

中には、エビデンス（根拠）も何もない、怪しげな情報も流れています。簡単に視力が回復するメソッド。老眼を防ぐことができる方法。「スマートフォンの見すぎで失明する」と脅すような論調もあります。そうした正しくない情報に振り回されないよう、目に関するリテラシー（正しく理解する力）を高めることも求められています。

世界は目への関心を高めている

私は子どもの頃からどういうわけか、目に関心がありました。美しい虫の目、まん丸の動物の目、人の目。目というものに、物理的に強くひかれたのです。

人の髪型が変わっても気がつかない私ですが、知人や友人の目にものもらいができそうだとすぐに「あれっ」とわかります。まぶたの色のわずかな変化から血管腫瘍を超早期に発見して、その人が命拾いしたこともあります。

慶應義塾大学医学部を卒業後、眼科領域で臨床（患者さんの診察や治療を行う）をしながら研究をするPhysician scientistの道を歩み始めました。網膜の研究をしていた1995年、緑内障を引き起こす原因遺伝子の一つである「ミオシリン」を見つけます。30歳からしばらく虎の門病院で臨床医に専念したあと、少年時代を過ごした米国に渡りました。

米国の大学で研究生活を送ったあと、36歳のときに米シアトルで眼科領域の治療に関する研究開発を行うベンチャーを起業しました。以後、眼科領域で創薬と医療技術の研究開発をしています。

本書では、眼科医であり研究者である私が今、携わっている最新の近視研究から、毎日数時間、外で遠くを見ているだけで近視が予防できることや、目を手術などで傷つける以外の最新の治療法などを含め、目の健康に関する「目から鱗」の話を紹介させていただきたいと思います。

臨床の現場からは20年以上離れていますが、日本の皆さんに目について役立つ情報が発信できたらうれしいことです。世界が目への関心を高めている今こそ、日本でも多くの人に目についての真実を知ってほしいと願っています。

目次

第2章
子どものスマホリスク⁉
日本人は「目」を知らなすぎる

第3章 近視は「治療」する時代へ 「外遊び」に効果がある!?

第4章 意外に知らない「目の病気」
近視で発症リスクが増える

第5章

日本の常識は世界の非常識？

目薬、サプリから眼筋ほぐしまで

第6章 本当に「目に良い」選択とは コンタクト、ICLは大丈夫？

第1章

近視は病気です
「見えづらい」では済まされない

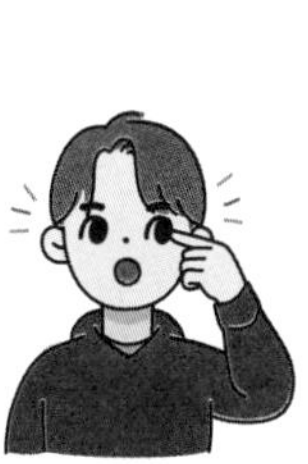

視力1・0未満の子どもが過去最多に

突然ですが、あなたは近視ですか？

おそらく半分の人が「近視です」、半分の人が「いいえ、私は目はいいです」とおっしゃると思います。

なぜそんなことが言えるのかというと、さまざまな調査によって、**日本人の成人のおよそ5割前後が近視である**という結果が出ているためです。

何をもって近視とするかはのちほどご説明しますが、日本で今、その「近視」が大きくクローズアップされています。

2023年11月28日に、文部科学省があるショッキングなデータを発表し、世間を大きく驚かせました。

問題になったのは、2022年度の「学校保健統計調査」です。それによると、視力が1・0未満の子どもの割合が、過去最多となったのです。

裸眼で視力が1・0に満たない小学生は37・9%、中学生は61・2%、高校生になるとさらに増えて71・6%となりました（図表1－1上）。

つまり、小学1年生で約4人に1人が近視であり、小学6年生以上になると2人に1人以上が近視、しかも大人を上回る割合になっているということです。

今から45年前の1979年度は視力が1・0未満の小学生は17・9%、中学生で35・2%、高校生でも53・0%でした。当時より、大幅に増えていることになります。

このことは、メディアでも大きく取り上げられましたから、ご覧になった方も多いでしょう。

実はその前の年、2022年にも、文科省は同じように衝撃的なデータを公表しています。こちらは、全国の小中学生を対象に、眼軸《がんじく》の長さを初めて調査したものです（図表1－1下）。

図表1－1　子どもの目に異変が起きている

●裸眼視力1.0未満の割合（%）

		1979年度	2022年度
幼稚園	5歳	16.5	25.0
小学校	6歳	20.9	23.2
	7歳	16.7	27.3
	8歳	14.9	33.6
	9歳	15.6	41.4
	10歳	18.4	47.2
	11歳	20.9	53.2
	計	17.9	37.9
中学校	12歳	27.7	55.6
	13歳	35.6	62.3
	14歳	41.6	65.7
	計	35.2	61.2
高　校	15歳	52.5	76.6
	16歳	53.2	65.6
	17歳	53.4	72.4
	計	53.0	71.6

（出所）文部科学省

●眼軸長（mm、平均値）

成人	24
小学6年（男）	24.22
小学6年（女）	23.75
中学3年（男）	24.61
中学3年（女）	24.18

（出所）文部科学省（2021年度）

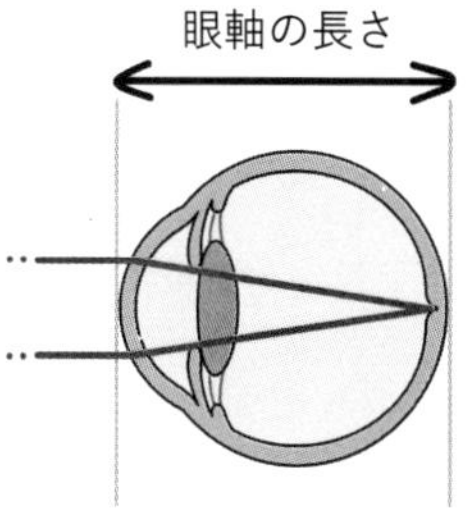

眼軸についてもあとで詳しくお話ししますが、要は、目の奥行きの長さです。眼軸が長いほど、近視が強いとされています。

調査の結果は驚くべきものでした。なんと、小学校高学年で眼軸がすでに大人並みに長くなっている――つまり、近視が非常に進んでいる可能性があることが明らかになったのです。

この2つの調査結果は、子どもたちの目に大きな変化が起きていることを物語っています。

ちなみに2022年調査では、中学3年生でメガネやコンタクトレンズをしている子の割合は男子で4割、女子で5割にも上っています。

2050年には世界人口の約半分が近視になる

近視が深刻になっているのは、日本だけの話ではありません。近視は、世界的にその危機が伝えられています。

WHOは、2050年には、世界でおよそ48億人が近視になるという予測をしています。２０５０年の世界人口は約１００億人になると考えられていますから、48億人というのは約半分にあたります。

これは、糖尿病や肥満よりも多い数です。そしてこれらの病気の比ではない勢いで増えています。

世界人口の約半分といいましたが、地域による差も大きく、東アジアでは65％の人が近視になり、アフリカでは30％程度、欧米はその間の50％程度だと予測されています。

日本にとってはきわめて心配な話です。

今からおよそ10年前、２０１０年の近視人口は20億人弱と、世界人口の約3割でした。通常、遺伝子の変化を必要とする生物の進化は、10万年から１００万年単位で起こってきました。それが、10年で一気に2割も増えてしまうのは異常といってもいい変化です。

この爆発的増加の主体が、子どもの近視の増加です。最近は成人になってから目が悪くなる人も増えていますが、近視というのはもともと、子どもの目が成長する過程でピントがずれてしまうことで起こります。

では、なぜ子どもの目が悪くなっているのでしょうか。

一つには、小さいころからスマートフォンやタブレットを使い始める影響が指摘されています。日本でも、国の「GIGA《ギガ》スクール構想」のもと、2021年度末までに、全国の公立小・中学校に通う子どもたちに情報端末が一人1台配備されました。

また、新型コロナウイルスの感染拡大で、家の中でスマホなどを見て過ごす時間がさらに増えたことが、近視の増加を加速したともいわれています。

近視は軽視されてきた

しかし、私は特に日本においては、

「近視は遺伝だからしかたがない」

「近視はメガネをかければいいので気にしなくていい」

といったように、**近視が単に「見えづらいという現象」であるかのように軽く見られ、十分な対策が取られてこなかったことが大きく影響している**のではないかと考えています。

先ほどご紹介した2023年の文科省調査では、虫歯についての結果も出ています。それによると、子どもの虫歯の割合は過去最低となりました。

これは、虫歯は良くないものだという認識が広まり、早いうちからしっかりと予防されるようになっているためでしょう。

一方、近視はこれまで放置されてきた、とは言いすぎでしょうか。少なくとも私から言わせると、「近視は良くないものである」という認識が日本ではまだまだ浸透していません。

しかし、近視は病気です。

実は日本を含め、近視は病気ではないという立場をとる国や学会が、まだ多くあります。

非常に程度の強い近視は、すでに「病的近視」という言い方が定着しています。一方で、軽い近視はノーマルバリエーション——いわば鼻が高い、低いと同じ〝個人差〟であるという考え方が根強くあるのです。

ただ私は、近視は病気であるという立場をとります。鼻の高さや背の高さは、「何cmだったら正しい」というような、絶対的な正常値というものはありません。しかし目は、少なくとも近視でも遠視でもない「正視《せいし》」という正常な状態があります。このことから、単なる個人差では片付けられないと考えるからです。

たしかに、軽い近視はそこまで害はありません。ただ、近視というものは、将来どこまで進行するかわかりません。そうであるかぎり、どんな軽い近視でも進行抑制、つまり治療に努めるべきでしょう。

症状が軽くても、治療するということは、病気であるということです。

そしてこれは最も大事なことですが、近視は、将来的に失明に至る可能性のある病気を引き起こすリスクを増やすことがわかっています。このことからも、近視は病気であるといえるのです。

人間は目が9割？

近視が病気だと聞いて、ドキッとされた方も多いかもしれません。

「近視が病気だといわれても、一体どうすればいいのか」と戸惑う人もいるかもしれません。ただ、近年、近視の進行を遅らせる治療法や予防法がどんどん開発されています。

子どもでも行える安全な方法も、最新の研究で明らかになってきました。

つまり、近視は、失明につながる病気になる確率を上げてしまう一方で、治療や予防が必要であり、可能でもある病気になってきたのです。

のちほど詳しく述べますが、日本が過去最高の近視の患者数を記録する一方で、適切な対策を国家としてとることで、近視が減少に転じた国があります。

そのお話をする前に——皆さんはそもそも近視とは何か、ご存じでしょうか。

まずは目のメカニズムについてご説明しましょう。

目はとても大切な臓器です。人は外部情報の9割を目に依存しているといわれています。脳の50%は視覚情報処理に使われています。

その目は、およそ5億年前に突如として起きたカンブリア爆発で生まれました。目がなかった時代は、生物は漂っているだけのもので、目の前に偶然やってきた養分を取って生き延びるしかありませんでした。ところが目が生まれ、歩いたり、走ったり、泳いだりできるようになり、自分で獲物を見つけてつかまえられるようにもなりました。目の登場が、人間をはじめとした生物を一気に進化させたのです。

目が良いか悪いかは、生きるか死ぬかに直結してもいました。目が悪ければ、木の実を見つけることもできなければ、動物をつかまえることもできません。獰猛な動物が近づいてきても逃げることができず、命の危険にさらされてしまいます。ですから、目がよく見える人だけが生き残ることができました。

見えることは、光を感じること

目が見える基本的なメカニズムについては、早くから研究が進められてきました。すでに150年ほど前には、網膜にあるビタミンAが、光を感じる重要な物質であると解明されています。

一言でいうと、見えることは、光を感じることなのです（図表1−2）。

眼球には外側から順に、角膜があり、水晶体があり、真ん中に硝子体《しょうしたい》というゼリー状のものがあって、一番奥にある網膜から視神経につながっています。

カメラにたとえるなら、フィルターが角膜、レンズが水晶体、フィルムが網膜といったところでしょうか（図表1−3）。

外から目に入ってきた光は、そのまままっすぐには進みません。フィルター（角膜）とレンズ（水晶体）によって曲げられ（屈折）、目の奥のフィルム（網膜）の一点に集まって焦点（ピント）が合うようになっています。虫メガネが光を一点に集めることと原

図表1－2　目の構造

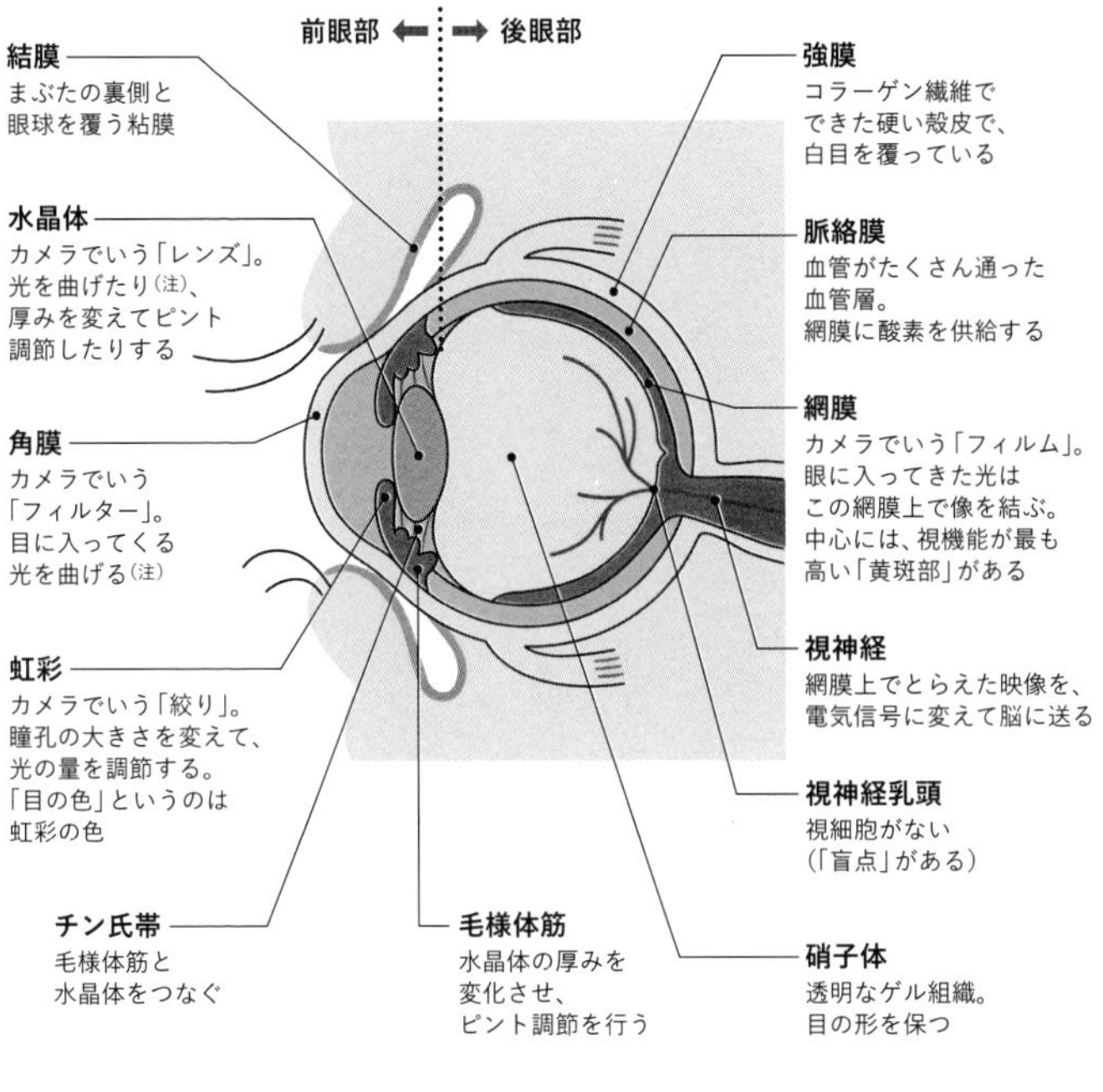
前眼部
後眼部
結膜
まぶたの裏側と
眼球を覆う粘膜
水晶体
カメラでいう「レンズ」。
光を曲げたり(注)、
厚みを変えてピント
調節したりする
角膜
カメラでいう
「フィルター」。
目に入ってくる
光を曲げる(注)
虹彩
カメラでいう「絞り」。
瞳孔の大きさを変えて、
光の量を調節する。
「目の色」というのは
虹彩の色
チン氏帯
毛様体筋と
水晶体をつなぐ
毛様体筋
水晶体の厚みを
変化させ、
ピント調節を行う
強膜
コラーゲン繊維で
できた硬い殻皮で、
白目を覆っている
脈絡膜
血管がたくさん通った
血管層。
網膜に酸素を供給する
網膜
カメラでいう「フィルム」。
眼に入ってきた光は
この網膜上で像を結ぶ。
中心には、視機能が最も
高い「黄斑部」がある
視神経
網膜上でとらえた映像を、
電気信号に変えて脳に送る
視神経乳頭
視細胞がない
(「盲点」がある)
硝子体
透明なゲル組織。
目の形を保つ

（注）角膜が全体の３分の２、水晶体が３分の１の屈折力を担っている

理は同じです。

角膜がフィルターだと言うと、単に光が通過するだけの部位のように思う方が多いのですが、実は水晶体の2倍、目の屈折力にかかわっています。これは、空気を通ってきた光が、角膜というほぼ水でできた細胞にぶつかることでガクッと曲がるからです。ですから、角膜もとても大事なパーツです。

網膜の視細胞にはロドプシンというタンパク質があり、光が当たると形が変わります。それが刺激となり、ほかのタンパク質との連鎖反応をつぎつぎと引き起こします。その連鎖反応によって、神経伝達物質を介して、あるいは電気刺激として細胞から細胞へ情報が伝わります。視細胞から双極細胞、双極細胞から神経節細胞……さまざまな脳細胞を経由して、最終的に大脳皮質に伝達されます。そうしてはじめて「光が見えた」と自覚することになります。

最初は光化学反応ですが、それが細胞内のタンパク質による化学反応となり、やがては電気信号に変わって脳に伝わる……。私たちの「見る」という行為には、こんなにも複雑な人体のしくみがかかわっているのです。

図表1－3　目が見えるしくみ

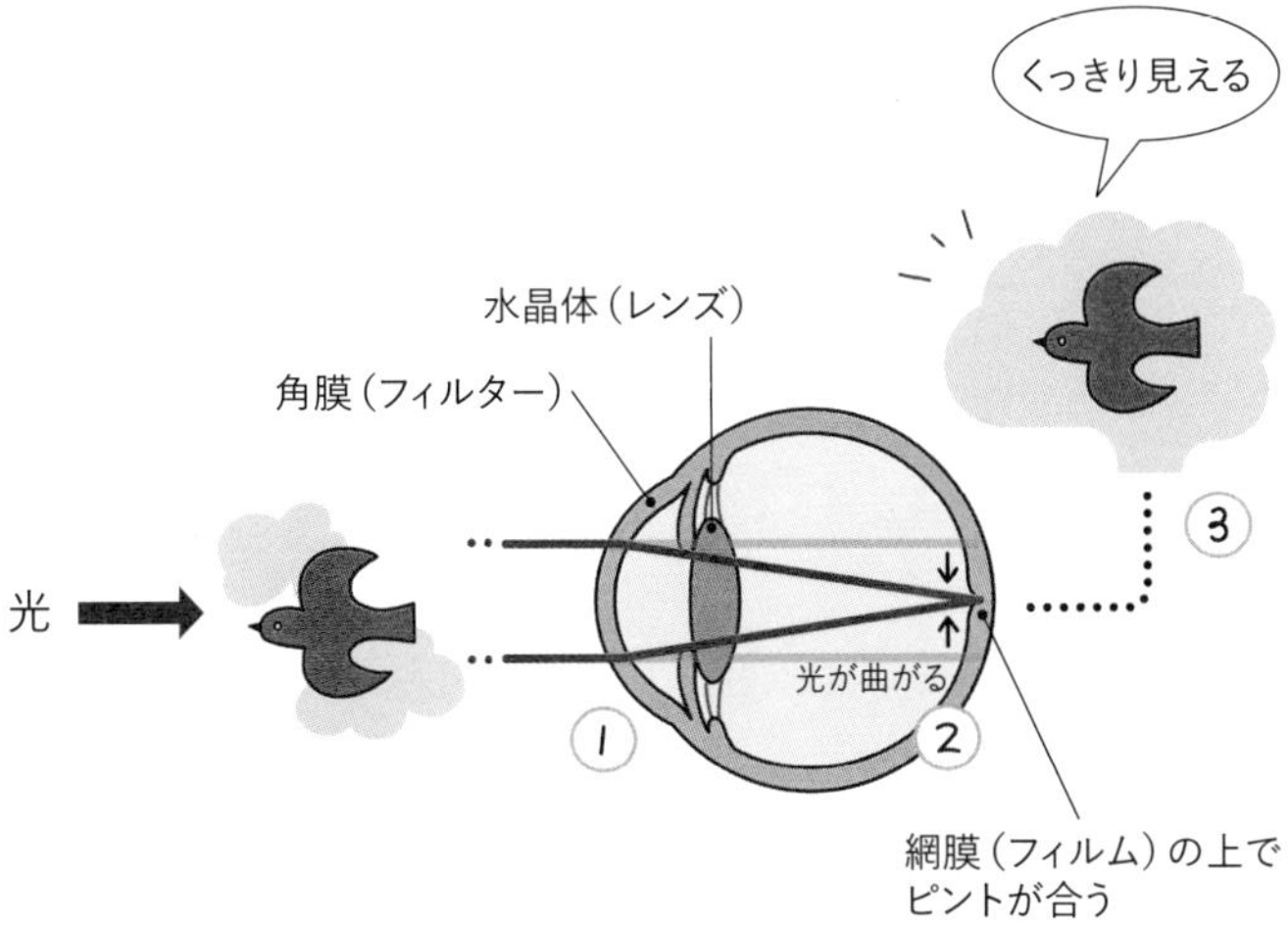

①外から入ってきた光が、角膜と水晶体で曲げられる（屈折）

↓

②網膜上でピントが合う

↓

③視神経から信号が脳に送られる

↓

ものが見える

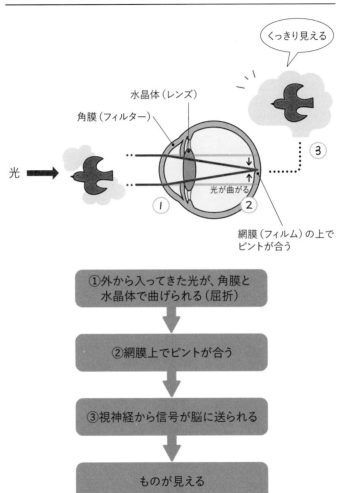

目は脳の一部です

目は直径およそ2cm、重さはおよそ7gしかないとても小さな臓器ですが、知れば知るほど不思議で神秘的な存在です。

角膜や水晶体は、体の中で唯一、血管がありません。ですから、透明なのです。細胞は血管が酸素を運び、二酸化炭素を持ち去ることで呼吸しています。では、血管のない角膜はどうなっているのでしょうか?

実は、涙には外から入ってくる酸素が含まれています。そのわずかな酸素だけで呼吸しているのです。

もう一つ、これをいうと驚かれるのですが、目は脳の一部です。

脳の一部が飛び出したのが目であるといってもいいでしょう。脳は中枢神経であり、そこから感覚や運動などをつかさどる末梢神経が出ています。目の網膜は、中枢神経の一部なのです。

ですから脳科学の分野でも目は注目されています。脳全体を研究するのは複雑でわかりにくいので、よりシンプルな網膜をモデルとして研究しようというわけです。

脳と目のかかわりについて、もう少しお話ししましょう。脳の視覚野には、特に目に反応する皮質ニューロン（脳細胞）があります。ここが、視線を介して人間の「社会的脳」をつかさどっています。

誰かがどこかの方向を見たとき、自分も思わず同じ方向を見てしまうことがあります。これは目が反射的に動くのではなく、脳のニューロンが作動したためです。人間同士が注意を共有したり、協力的に活動したりして社会的コミュニケーションがとれるように、脳が指示しているのです。

ほかにも、他人が何を見ているかを目で追うこともありますね。これも、その人が何を欲しいか、何を意図しているかといった心の状態を理解しようとする無意識の行為です。周りの動きを予測し、適切なふるまいをするために、脳がそうさせているのです。

目医者、なんとかも医者のうち？

私たちはほかにも、誰かと目を合わせることで感情や意図を伝えたり、つながりや信頼感を確立したりしています。いわば「ものを見ること」は「社会に適応して生きること」であり、目は脳と切っても切り離せない関係なのです。

そんな大事な中枢神経が、ある意味むき出しになっていて中まで見えるのですから、本当に不思議です。もちろん、むき出しでもしっかり守られるようにできています。眼球それ自体が角膜、それと強膜というコラーゲン繊維でできた殻皮《かくひ》で覆われており、そう簡単にはつぶれません。さらに目の周りには強い骨があります。何かがぶつかろうとしたら、この骨やコラーゲン繊維が守ってくれます。

健康雑誌の記事などで、目と歯が同列で取り上げられたりするのを見ると、米国で長く暮らした私からすれば驚きです。

日本では「目医者、歯医者も医者ならば、蝶々、トンボも鳥のうち」なんていう言葉もあったりします。どの臓器も体にとっては大変重要ですが、こと目についての理解が低すぎるのではないかと思わざるをえません。

米国では目への関心はきわめて高いと感じます。医学部を卒業すると、最も優秀な学生たちが眼科を専門領域として選びます。目を研究対象とするニューロサイエンス（脳科学・神経科学）の大学院はとても人気で、入試難易度も高くなっています。

日本ではそれほどではありませんが、米国では眼科医は高報酬を得る代表的な職業としても知られています。場合によっては心臓外科医や脳神経外科医よりも医学生の人気は高いかもしれません。感覚器の中で、おかしくなったら特に困るのが目であり、健康な目を維持したいニーズが強いこともありますが、目は脳の一部であるという認識が広まっていることも大きいと思います。

人間はカラーで見えているが……

人間は3色型色覚を持っており、世界はカラーで見えています。しかし、実は多くの哺乳類の動物がそうではないことをご存じでしょうか。

正確に言うと、青と赤、青または緑の2色のグラデーションで見ていて、緑と赤の区別がついていません。

闘牛は「赤いマントを振って牛を興奮させる」といわれていますが、牛には赤い色は見えません。実際には、マントの動きに反応しているだけです。人の感覚からすると、赤は目立つし興奮させるような色でもあるので、きっと牛もそうだと思ってしまったのでしょう。

恐竜が暮らしていた時代、哺乳類の祖先は捕食されにくい小型の夜行性動物だったと考えられています。夜行性ですから、光がわずかしかない環境でものを見ることに専念した結果、色覚は犠牲になりました。一方、恐竜や鳥は昼行性で、色覚がありました。ところが恐竜が絶滅したあと、一部の哺乳動物は昼行性になり、その過程で色覚を獲得したと考えられています。ただし、多くは青と赤または緑の2色どまりです。

では、哺乳類の中でもなぜ人間はカラーで見えるのでしょう。

実は、多くのサルも3色の色が見えます。ほとんどの動物は全身が体毛に覆われており、顔にも毛があるため、感情が顔に出ません。しかし、サルは毛が顔に生えていないので、怒っていれば血管が拡張して赤くなりますし、逆におびえていれば血流が減って蒼白になります。

目が良くなければいい関係も築けない

そうした表情を相手がしっかりとらえることで、精神状態の判断ができ、どんなコミユニケーションをとればいいのかがわかるのです。これが色覚の発達の背景だといわれています。

「熟したリンゴと熟していないリンゴを区別して、ちゃんと熟したものを食べられるようにするために色覚があるのだ」というのがかつての一般的な定説でしたが、より有力な仮説が出てきた形です。

生物は、より多くの子孫を残したもの勝ちです。何が生存に有利かという競争が、進化に圧力をかけます。敵なのか味方なのか、好かれているのか嫌われているのか。そうした情動を理解するほうが、食べ物の安全性を識別するよりもはるかに生存に重要だったのではないかというのが、最新の考え方です。

人間の場合には、目から流す涙という要素も加わりました。実は感情で泣く人間以外の動物はあまり知られていません。すべては集団の中を生き抜いていくため。それが、目がこれだけ進化論的に発達してきた理由です。

余談ですが、人間と生活する猫たちは、社会性が発達した結果、200以上の表情を区別して猫どうしのコミュニケーションをしていることが最新の研究で明らかになっています。表情の与える影響がいかに大きいかの例です。

とにかく、目が良くなければいい人間関係も築けなかった、ということです。しかも人間はほかの動物ほどにはフェロモンを出して嗅覚でコミュニケーションをしてはいないと考えられています。きわめて視覚優位であり、その意味でも目は本当に大切なのです。

目は遠くを見るようにできている

生存という観点では、獲物を見つけたり、外敵から逃げたりするために、遠くを見る力もきわめて重要でした。

つまり人間の目は本来、遠くがよく見えるようにできているのです。ですから、近視や遠視、乱視のメガネをかけなくても遠くがよく見える状態が〝正しい〟という意味で、正視と呼びます。ところが、いくつかの理由で正視ではなくなってしまいます。

ポイントは、ピントがどこに合っているかです。

皆さんは、近視には2種類あることをご存じでしょうか。

一つは軸性近視、もう一つは屈折性近視といい、近視の90%以上が軸性近視です。これは、眼軸といって、目の表面にある角膜から、最も奥にある網膜までの長さが伸びてしまうことによる近視です。目の奥行が後ろに伸びる、といってもいいでしょう。眼軸が長いほど、近視が強いとされます。

この章の冒頭でもお話しした文科省調査は、この眼軸の長さを初めて調べたわけです。眼球は本来まん丸に近いのですが、眼軸が伸びて軸性近視がひどくなると、卵やナスを横にしたような楕円形になります。

これは、光の進む方向と関係があります。

遠くの景色を見るとき、光は目に対して平行に進んで入ってきます。このとき、図表1－3で紹介したように、目の表面の角膜と水晶体で屈折された光は、奥にある網膜でピントが合って、くっきりと見えます。

逆に、近くのものを見るとき、光は広がるように進んで目に入ってきます。すると、同じように屈折されても**ピントが合う位置は遠くなり、そのままだと目の外にはみ出てしまいます。**ものを近づいて見ると、近づいたぶんだけピントが後ろにズレる、と考えてもいいかもしれません（図表1－4）。

図表1－4　近くのものを見るとピントが外にはみ出てしまう

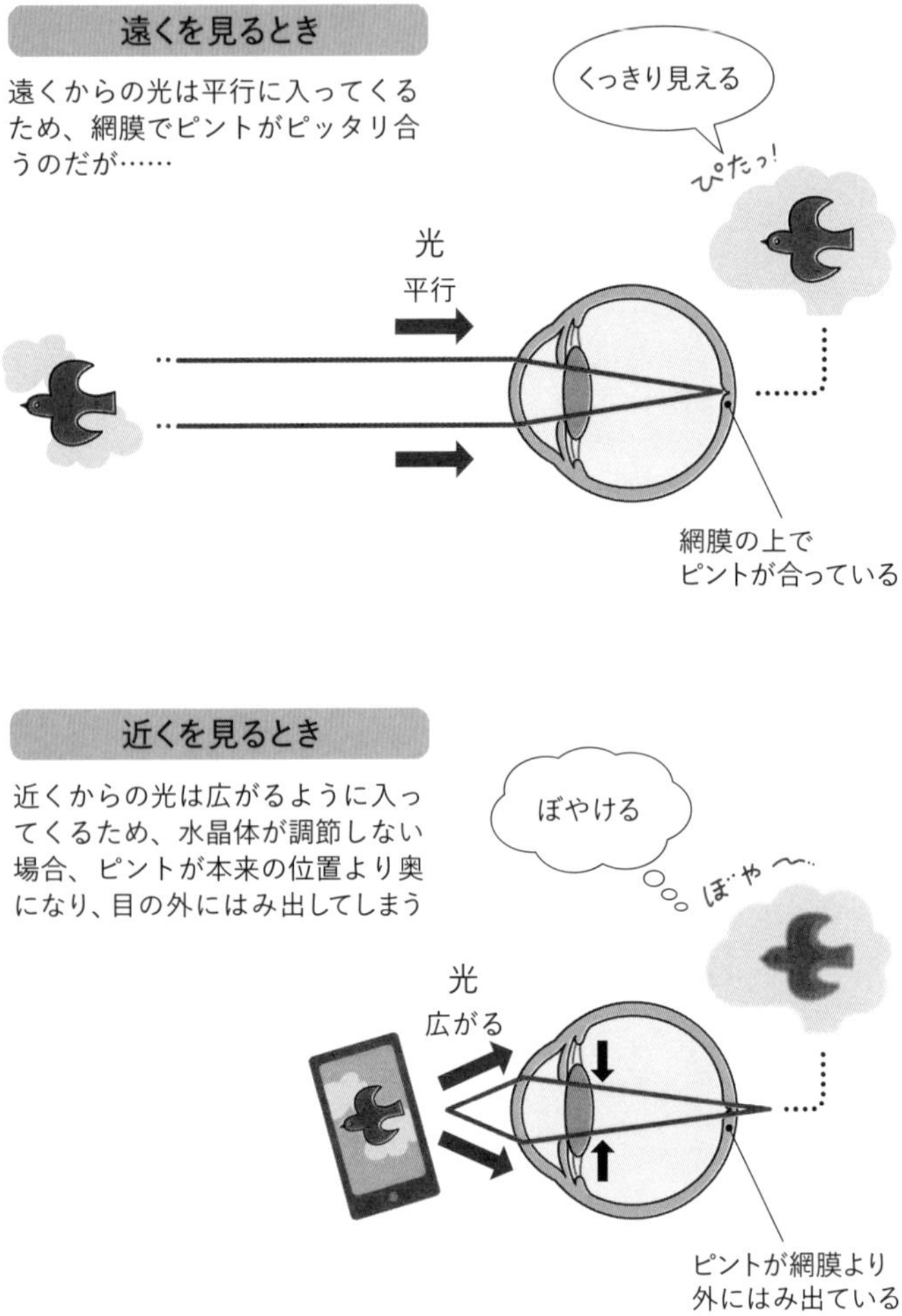
遠くを見るとき
遠くからの光は平行に入ってくるため、網膜でピントがピッタリ合うのだが……
くっきり見える
ぴたっ!
光
平行
網膜の上で
ピントが合っている
近くを見るとき
近くからの光は広がるように入ってくるため、水晶体が調節しない場合、ピントが本来の位置より奥になり、目の外にはみ出してしまう
ぼやける
ぼや〜
光
広がる
ピントが網膜より
外にはみ出ている

近視で目の奥行が伸びる

このままですと、ぼやけてしまってよく見えません。このとき活躍するのが水晶体です。脳は「あれっ、像がぼやけたぞ」と瞬時に判断し、水晶体につながる毛様体筋《もうようたいきん》をキュッと緊張させ、水晶体を厚くします。

眼球がまん丸に近いのと同じで、実はオギャーと生まれたときは、水晶体は非常に柔らかく、しかも球体に近い形をしています。赤ちゃんの目はまだ小さく、網膜までの距離が短いので丸いレンズが必要なのだと考えられています。何となくメガネのレンズのような平べったい形だと思っている方にとっては、意外かもしれませんね。

人間は、この丸いレンズを、成長とともにハンモックのように周りから糸のようなもので引っ張ってレンズの形にしているのです。水晶体を厚くすると言いましたが、正確には、もとの丸に近い形に復元するということになります。

話を戻しましょう。理科で習ったことがあると思いますが、レンズというものは、屈折力が大きくなるほど近いところで焦点を結ぶようになります。目も同じで、水晶体が厚くなると、目の外にはみ出ていた焦点（ピント）が前に移動し、網膜の位置でピタッと合うようになります（図表1－5）。

これをピント調節といいます。目は、実にうまくできていますね。

ところが、近くのものばかり長時間見ていると、完全に調節することができず、ピントが目の奥側にはみ出た状態が続いてしまいます。

この状態が続くとどうなるでしょうか。

なんと驚くべきことに、外にはみ出たピントを追いかけて、目は、みずから奥に伸びよう、奥に伸びようとします。

「そんなに近くのものばかり見るなら、それに合わせるよ」と、体が〝過剰適応〟しようとするのです。

はみ出たピントの地点まで目の奥行が伸びれば、ふたたび網膜で焦点が合うようになります。これで、近くのものは見やすくなります。

ただ、奥行が伸びてしまった目で、今度は遠くを見ようとしても、入ってきた光はもはや網膜に届きません。網膜の手前でピントが合って、ぼやけてしまいます。

これが「近くは見えるけれど、遠くは見えにくい」という軸性近視のメカニズムです。

図表1－5　ピント調節のしくみ

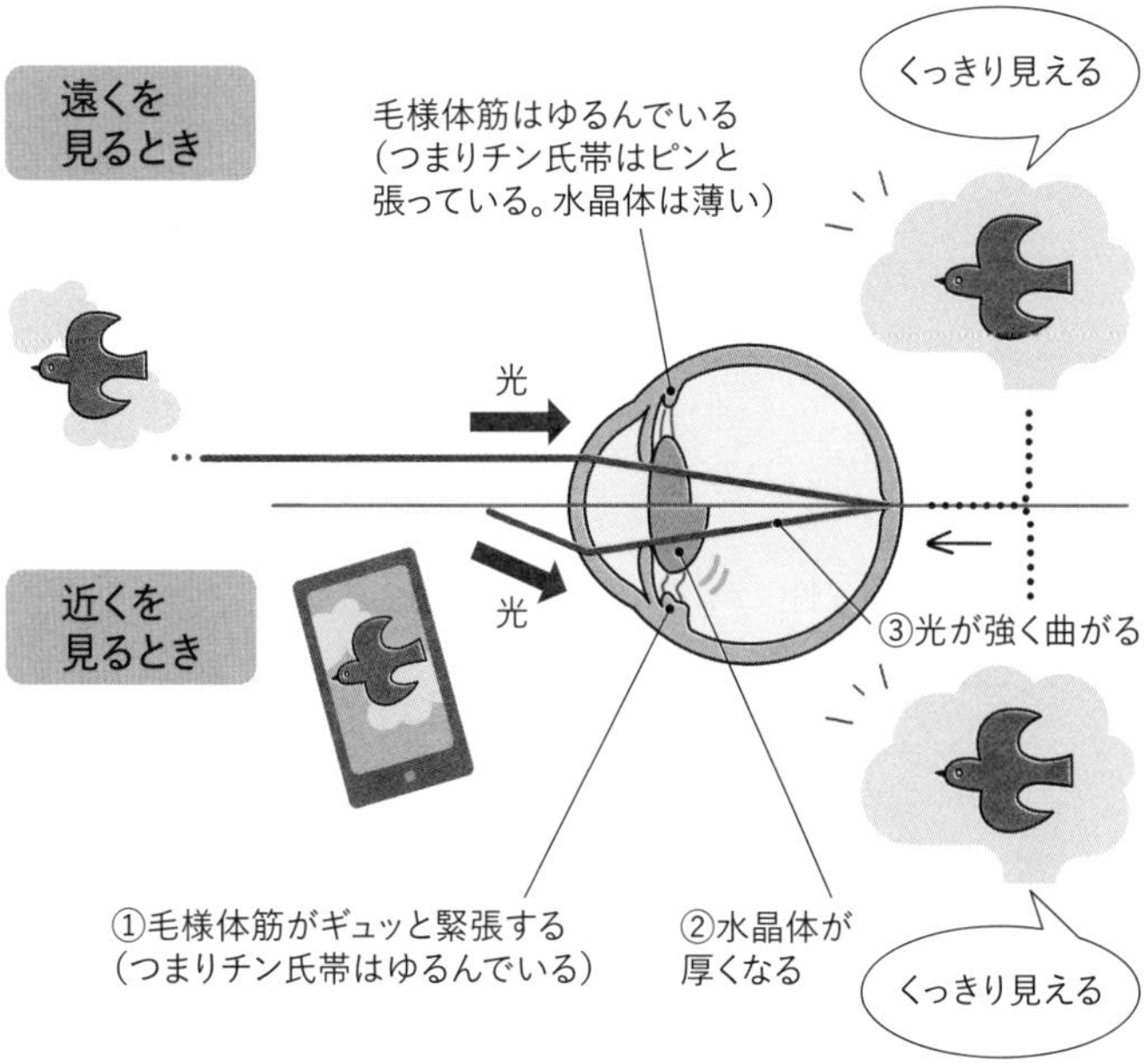

近くを見ても、遠くを見るときと同じようにピントがピタッと合うようになる　＝　**ピント調節**

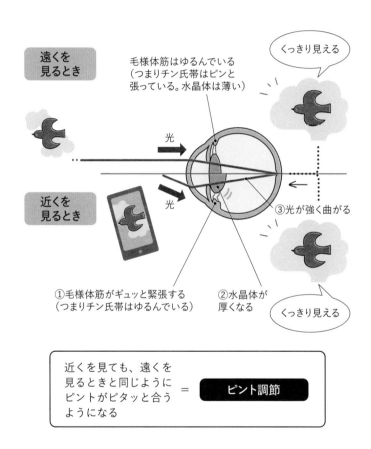

近視にはもう一つの種類として、屈折性近視があると言いました。こちらは、近いものを見続けた結果、毛様体筋の緊張が続いてしまうことによる近視です。

長時間同じ姿勢をしていると、体を動かしにくくなるのに似ています。毛様体筋がキュッと緊張したまま固定されてしまい、そのまま遠くを見てもぼやけてしまいます。仮性近視ともいわれます。水晶体の屈折率が強すぎるために、ピントが網膜の前に落ちてしまう状態です（図表1－6）。

ちなみに、ピントが目の奥側にはみ出た状態を、専門用語では調節ラグといいます。若いときに正視だった人が老眼になるのは、近くを見るときにそれまでうまく働いていたピント調節機能が、加齢によって落ちてしまい、調節ラグが発生してボケてしまう状態です。もともと近視の人は、老眼になっても近くはよく見えます。

眼軸が短すぎるのが「遠視」

眼軸が伸びる近視とは逆に、眼軸が短いために、網膜の外側にピントが合ってしまうのが遠視です。

図表1－6　近くばかり見ていると近視になる

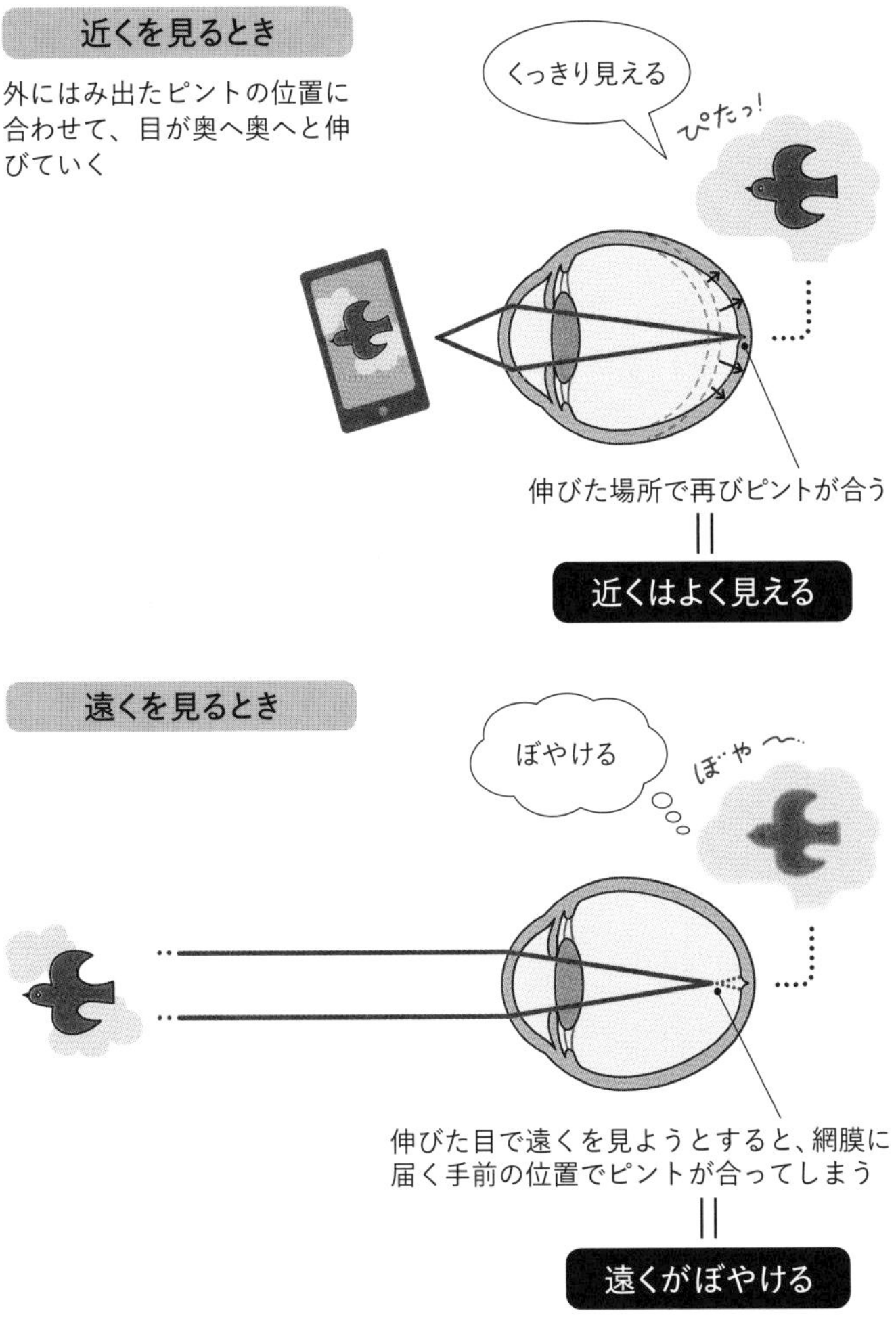

近くを見るとき
外にはみ出たピントの位置に合わせて、目が奥へ奥へと伸びていく
くっきり見える
ぴたっ!
伸びた場所で再びピントが合う
近くはよく見える
遠くを見るとき
ぼやける
ぼやー
伸びた目で遠くを見ようとすると、網膜に届く手前の位置でピントが合ってしまう
遠くがぼやける

遠視の人は、虫メガネのように、中央が周囲よりも厚く、屈折率の高い凸レンズのメガネをかけることでピントを前に移動させ、正視の状態に近づけます。

遠近両用メガネというものがありますが、これはレンズ1枚の中に、遠くを見やすくするゾーンと近くを見やすくするゾーンを作り、視線を上下に動かすだけでどちらも見える仕掛けになっています。

以前は二重焦点型といって、遠くを見るためのレンズをベースに、下のほうに近くを見るための小玉レンズがポチッとついた製品が多くありました。現在は累進型が主流になっています。遠く用と近く用のゾーンが上下で分かれており、しかも度数はグラデーションのように変化がついているため、遠近両用メガネだとは気づかれにくくなっています。

近視や遠視と並んで、乱視もよく知られています。

乱視は、目の表面の角膜や水晶体がゆがんでいる状態を指します。角膜や水晶体が球ではなく、ラグビーボールのような形になってしまっているため、焦点がうまく合いません。症状としては、像がいくつも見えることになります。ピントが少しずつズレたものが、いろんな方向に映ったりするのです。

乱視の原因ははっきりとはわかっていませんが、角膜や水晶体の形が丸くなくなってしまうと症状が始まります。年齢とともに徐々に起こってきます。悪化していく人もいます。

遺伝的要素が強いとはいわれていますが、**ある程度の乱視はほとんどの人にあります。**角膜が完璧な球であるケースのほうがめずらしいほどです。気づかない程度の乱視であれば問題はありませんが、ひどくなると日常生活に支障をきたすことがあります。どこにもピントが合わない状態になり、ものが非常に見えにくくなります。

極端な人になると、円錐角膜といって、角膜が尖るほど変形し円錐形になってしまうこともあります。これもまぶたを繰り返しこすったりする物理的なストレスと、それに加えて角膜の中にあるコラーゲン繊維の弱さから来るのではないかといわれています。

少しややこしいかもしれませんが、図表1－7で、正視、屈折性近視、軸性近視、遠視の違いを表してみました。それぞれの眼軸の長さを比較してみてください。

図表1－7　正視と近視、遠視の違い

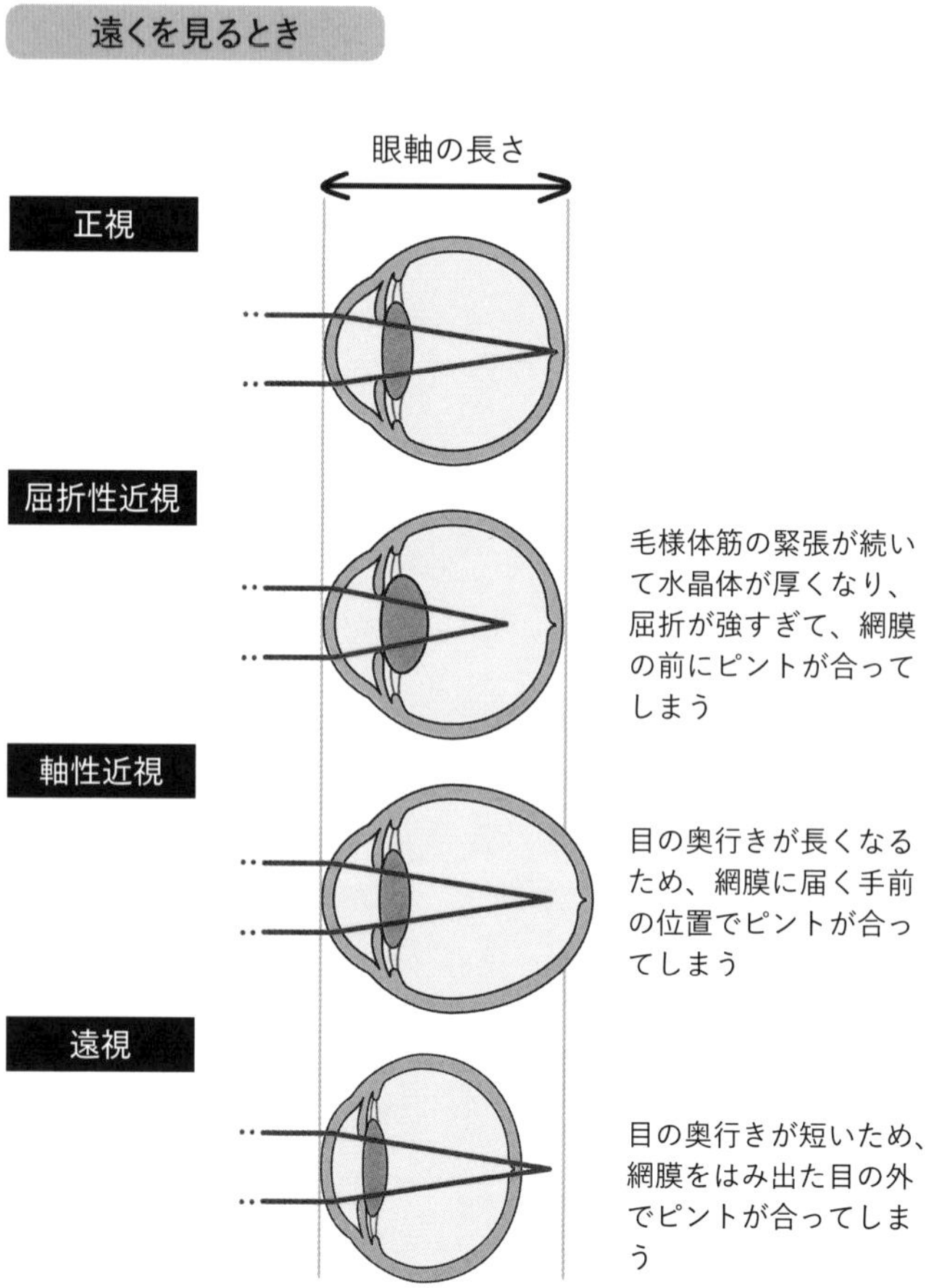
遠くを見るとき
眼軸の長さ
正視
屈折性近視
毛様体筋の緊張が続いて水晶体が厚くなり、屈折が強すぎて、網膜の前にピントが合ってしまう
軸性近視
目の奥行きが長くなるため、網膜に届く手前の位置でピントが合ってしまう
遠視
目の奥行きが短いため、網膜をはみ出た目の外でピントが合ってしまう

20歳くらいまでが勝負だが、大人でも安心できない

ここまでで、目がどのように近視になるかおわかりいただけたでしょうか。次は、その近視がいつ起きやすいかについてお話ししていきましょう。

赤ちゃんは生まれたときは強い遠視で、大人ほどよく見えていません。一部の色くらいしかわかりません。視力は0・1もないといわれています。眼軸は約17㎜程度です。

やがて体が成長するにつれ、角膜や水晶体、そして眼球がバランスよく成長していき、眼軸も伸びて、近くも遠くもくっきり見える正視に近づいていきます。多くの人が、およそ10代後半から20歳くらいで眼軸の長さが24㎜程度になるようにプログラムされています。

目の一生を考えるうえでは、この20歳くらいまでの「成長期」が最も重要です。

というのは、眼球が成長している時期においては、先ほどお話ししたピント調節（水晶体の厚みを調節してピントを合わせる）がまだまだ不安定なのです。ですから、近いものを見続けることによる悪い影響がダイレクトに出やすくなります。

人によっては10代後半で一気に近視が進むケースもありますし、30代、40代、中には50代になっても、近視が進む人もいるにはいます。ただ、多くの場合は、6～12歳くらいに近視を発症する子が出始め、成長期の終わる14～18歳あたりで進行が止まることが多いと考えられています。学年でいうと小学校中学年あたりから高校卒業くらいまでの間になります。まさに子どもの身長がぐんと伸びる時期に、近視も進行しやすいのです。

ちなみに最近では、環境の変化のせいか、大人になっても進行し続ける人が増えています。最近の研究では、近視でなかった大学生の40％が25歳までに近視を発症したという研究報告もあります。大学に行かなかった場合の同じ年齢の近視の発症率は10％だったので、環境による影響が大きいと考えられています。

子どもの眼軸が長くなっている

ここであらためて、図表1－1でも紹介した、文科省が2022年6月に発表した「児童生徒の近視実態調査」の結果を見てみましょう（図表1－8）。

これは2021年度（2021年4～12月）に、全国29校の小中学生約8607人を

図表1－8　子どもの眼軸長が伸びている

●眼軸長（mm、平均値）

小学1年	男	22.96
	女	22.35
小学2年	男	23.22
	女	22.72
小学3年	男	23.50
	女	23.04
小学4年	男	23.83
	女	23.30
小学5年	男	23.92
	女	23.51
小学6年	男	24.22
	女	23.75
中学1年	男	24.36
	女	23.84
中学2年	男	24.53
	女	24.12
中学3年	男	24.61
	女	24.18

（出所）文部科学省

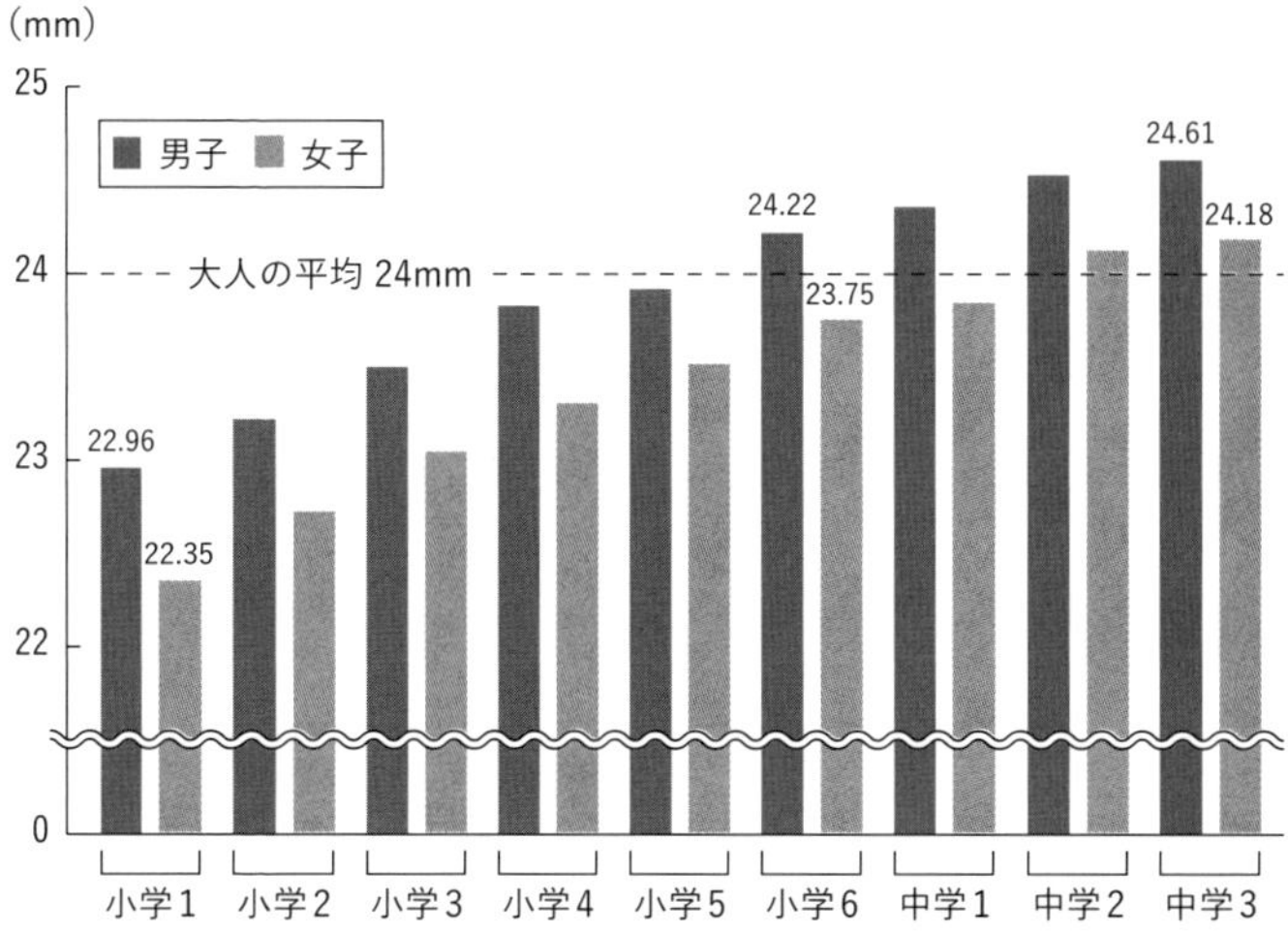

対象に眼軸の長さを初めて調査したものです。

調査の結果は、驚くべきものでした。小学1年生の平均で男子が22・96㎜、女子が22・35㎜。小学6年生の平均では男子が24・22㎜、女子が23・75㎜――。成人の平均が24㎜程度ですから、小学校高学年ですでに大人と同じ程度に達したことがわかります。

さらに、中学3年生では、男子が24・61㎜、女子が24・18㎜と、さらに長くなっていることが判明しました。

この数字がいかに重大なことであるか、本書をここまで読んでいただいた皆さんはおわかりだと思います。最新の研究では、一度伸びた眼軸が場合によっては短くなる可能性が報告され始めてはいます。ただ現状では、身長と同じで、一度伸びた眼軸が短くなることはほとんどないというのが一般的な認識です。目の成長期は20歳くらいまで続くわけですから、最終的にはどこまで伸びてしまうのでしょうか。

目はもともと、近くも遠くもくっきり見えるようにとても精密にプログラムされているはずです。それなのに、どうしてこんなことが起きてしまうのでしょうか。

プログラムを狂わせるのが、今の近視化しやすい環境です。

野生で生きる猫は遠くがよく見えます。それに対して、家の中で飼っている猫は決まって近視になっています。近くのものばかりを見るようになっているためです。野生で生きる猫が近視だったら、エサを見つけられないし、見つけてもつかまえられません。しかし、家猫は、そんなことは必要がないわけです。このような、近くを見る作業のことを、近見作業といいます。

人間も同じです。**現代の暮らしで近見作業が増えたことで、生来のプログラムが狂い、近視になりやすくなっているのです。**

大人になってからも油断できませんが、**特に「目の成長期」に、近くのものばかり見ているこ との影響ははかりしれません。**

屋内での近見作業はとりわけ目に良くない

近見作業は目にとって大敵ですが、それが**屋内での近見作業だと、さらに良くありません。**

室内にいると、よほど大きな部屋でもないかぎり、遠くを見ることはなくなります。しかも、自然光は窓ガラスというフィルターにかけられ、光の量が制限されます。さらには間接照明といった、自然光とは異なる波長の光も目に入ってきてしまいます。これが子どもの目には良くないといわれています。**光の量と質が悪いという言い方もできるでしょう。**

人間の長い歴史の中で、今のように建物の中で近見作業に没頭するようになったのは、ごくごく最近のことにすぎません。ほとんどの期間は、ジャングルで過ごし、太陽光を浴びながら暮らし、そして遠くを見て過ごしていました。それが目にも一番いい、ということだと思います。

子どもの頃、「遠くの景色を見るようにしなさい」と言われた記憶がある人もいるかもしれません。これは間違っていなかったわけです。

以前から動物実験では、強い光の下で飼ったほうが、弱い光で飼うより近視になりにくいことが示唆されていました。最近では、それは学童期の子どもにもあてはまることがわかり始めていますし、最新の研究では大人にもあてはまることがわかってきています。

いずれにせよ、このまま近視の子どもがどんどん増えれば、彼ら彼女らが中高年になり、さらには高齢へと突入する段階で、大きな問題になりかねません。

アジアの受験熱が影響している？

近視は世界的な課題ですが、特にアジア人の近視は多く、20歳以下の8割くらいが近視になっています。日本でも、似たような数値です。中には、すでに中学生の90％が近視であるというデータもあります。

台湾、韓国、香港、シンガポールでも、20歳以下の9割以上が近視です。中でもひどい状況になっているのが、中国や韓国の都市部です。学童期の9割以上が近視になっていて、度のかなり強い近視の人もいます。

なぜアジア人に多いかは諸説ありますが、一つには近視になりやすい体質である可能性が指摘されています。加えて、最近急激に増えてきているところを見ると、教育レベルを高めようとするあまり、幼い頃から家や塾で過剰に勉強させていることも影響しているのではないかといわれています。

受験勉強は、屋内での近見作業の最たるものです。中国や韓国における受験競争の熾烈さは日本以上だと聞きます。

一方、マサイ族やアボリジニ、北極圏に暮らすイヌイットは極端に近視が少ないことで知られています。これは、原始に近い暮らしをしているからだろうといわれています。アフリカでも、近視はわずか4～5％程度しかないと考えられています。やはり、屋内での近見作業が少なく、外で自然の光をある程度の時間浴びていることが、近視抑制の効果をもたらしている可能性が大いにあります。

ただアフリカでも今後、近代化や都市化が進み、生活環境が変われば、近視も増えていくことになるでしょう。実際、マサイ族にしても、アボリジニ、イヌイットにしても、都市生活化して子どもが学校に行き出してから近視が増えています。

沖縄はかつて長寿で有名でしたが、沖縄伝統の食生活からファストフードなどの欧米化した食生活になり、自動車の普及などライフスタイルが大きく変わったことで、平均余命が急速に短くなってきています。

通常、遺伝子の変化を必要とする生物の進化は、10万年から100万年単位で起こってきました。沖縄で起きていることは、わずか数十年という短期間での変化ですから、沖縄の人たちの遺伝子が変わったのではありません。生活環境が変わって肥満や糖尿病などの生活習慣病が増え、寿命が短くなってしまったのです。

近視は遺伝より環境

人間の体のあらゆる変化や病気は、遺伝による影響と環境による影響の二つが作用すると考えられています。

中には環境とは無関係に、遺伝だけの影響で決まるものもあります。たとえば目の色がそうです。世界には青い目、黒い目などいろいろな目の色の人がいますが、目の色素には遺伝的な要素が大きく影響しています。

緑内障のような病気も家族歴が重要だといわれています。ただ、自分が緑内障になった場合、遺伝的要因の緑内障なのか、環境要因が優位の緑内障なのかは、実は区別がつかないところがあります。

近視はどうでしょうか。こと近視に関しては、遺伝的要素よりも環境要素のほうがはるかに大きいといわれています。

近視に関係する遺伝子は200個以上発見されていますので、近視になりやすい、なりにくいという体質はあります。ただ、遺伝的にはそうであっても、環境の影響がそれを上回ると考えられています。

遺伝的に太りやすい人は、太りにくい体質の人と同じ量の食事を食べても太ってしまいますが、本気でカロリー制限をすれば太ることはありません。近視もこれと同じです。先ほどお話ししたとおり、20歳くらいまでの目の成長期に屋内の近見作業ばかりしていると近視になりやすくなるわけですが、**これは親がいくら目が良くても関係ないと考えられています。逆に言えば、親が近視であっても、子どもたちの環境を変えてあげられれば、近視を発症しない可能性が十分あるということでもあります。**

考えてみてください。日本も少し前には、近視の人はこんなに多くいなかったのではないでしょうか。私の両親ともに裸眼で目は良かったですし、父の兄弟も、母の兄弟も、メガネをかけていた記憶はありません。近見作業の激増という環境の変化が、遺伝以上のインパクトをもたらしているのです。

近視は病気です

あらためて、近視は病気であるという話に戻りましょう。

近視は病気なのかについては、実は、専門家の間でもまだ議論の最中です。国によっても、学会によっても立場がさまざまで、コンセンサスがまだ得られていません。日本では「近視は屈折異常である」という表現がよく使われています。実に微妙な表現です。「異常」ですから正常ではない医学的状態ではあるものの、必ずしも病気とはいっていないことになります。

この立場をとる人は、患者さんを不用意に不安にさせるのは問題であるとおっしゃいます。また、近視まで病気にして医療費を増やそうとしている、けしからんという意見もあります。

対して、私も含めて、近視は病気であるという立場をとる人たちがいます。

これまでお話ししてきたように、近視は遠くが見えないだけで、近くは見えます。ですから、近くを見ることの多い現代人にとっては都合のいい状態だともいえます。軽い近視にとどまるのであればそこまで大きな問題になりませんが、そうなる保証はどこにもありません。

だったらそれでいいではないか、と思われるかもしれません。おそらく「近視は屈折異常である」という方たちも、多少そのように考えておられるのかもしれません。

しかし残念ながら、そういうことにはなりません。

見えなくなるのがうれしい人はいません。メガネやコンタクトレンズを手放せなくなる人生もまた大変です。

そして何より、これからお話しするように、あらゆる近視は、程度の差はあるものの緑内障、白内障、網膜剝離、近視性黄斑《おうはん》変性症といった、失明につながる病気になる確率を高めてしまうからです。

近視は「ほかの目の病気のもと」になりうるのです。病気を生むリスクが高い医学的状態を、病気と考えるべきかそうでないかという話だと思います。

近視が病気であると聞いて、何か怖いだとか、ネガティブに受け止められる方も少なくないかもしれません。ただ、病気として注意喚起されるからこそ、近視のことをより理解しようとか、子どもが近視にならないようにしようとする人が増えることが期待できる側面もあります。

また、病気と認識され始めたことで、世界ではさまざまな研究者が新しい治療法を開発しようとしています。

大切なのは、現実を直視することです。私は、近視は病気であるというスタンスです。

できるだけ目の手術はすすめない理由

〝精密臓器〟にメスを入れる怖さ

眼球は、いろいろな方向を見るために〝浮いて〟います。ぶら下がっているという表現のほうが合っているかもしれません。まぶたの裏から来ている結膜というヒダが360度ハンモックのように吊るしています。さらに目の周りの筋肉や脂肪組織なども支えとなり、特定の位置を保っています。そしてめまぐるしいスピードで精密に方向を変えながら動いています。

このようにきわめて精密に制御されている臓器である目にメスを入れるのは、できるだけ避けたほうがいいという考えを私は持っています。

カメラのレンズは大変長い時間をかけて丁寧に磨かれて作られます。工業製品でもそうなのに、人間の目をわずか数十分〜数時間でオペするとは、何と荒っぽいことではないかと思うからです。

私自身、手術に絶対という言葉は成り立たないことを、幾度となく経験しています。もちろんほとんどの手術は安全で、白内障やレーシック、最近のＩＣＬ（第６章で説明します）などは患者満足度の非常に高い手術です。それでもまれに、合併症で手術前よりも悪い状態になってしまう人がいます。目の前の患者さんが絶対そうならないとは断言できないのです。

私が臨床医だった時代、「どうせ将来白内障になるのなら、早いうちに手術してしまおう」という動きが米カリフォルニア州から広がりました。「カリフォルニア白内障」なんて揶揄されていた記憶があります。まだ十分見えている目にそんな理由でメスを入れるなんて、とんでもないと思ったものです。極端な言い方をすると、将来胃がんになるかもしれないからと、健康な胃を理由もなく切除するのに近いことです。

もちろん、緊急で必要性の高い手術は致し方ありません。緊急でなくても、将来非常に高い確率で悪性腫瘍が発生すると遺伝的に決まってしまっている体質の人が、臓器を予防切除できることは大切です。ただ、そうでなければ手術の選択は慎重にしたほうがいい。いろいろな意見はあると思いますが、今も私はそう考えています。

誤解を承知で言うなら、ものが見えづらいことは、日常生活がしにくいというだけです。獲物をとりに行く、自動車を運転するといった視機能に依存した生活行動をしていなければ、見えづらい状態で放っておくことで、何か問題が起きるわけではありません。白内障の手術をしなくても、普通に生活を送ることができるライフスタイルの人もいます。

「風邪に抗生物質」は世界では異端

ちなみに臨床医時代には、薬もなるべく出さないようにしていました。病院やクリニックの経営的視点から見れば、手術件数が多いほうが儲かりますし、薬をたくさん処方したほうが儲かります。製薬会社からの評価も上がるし、いいことづくめです。

患者さんから「せっかく病院に来たのだから目薬をください」「ほかの先生はたくさん目薬をくれるのに……」と言われることもありましたが、私は「いらないものはいらない」を押し通しました。

投与しなければ命が危ない人、状態が悪い人にはもちろん薬を使うべきでしょう。しかし、そもそも人間には免疫力や自然治癒力があることをもっと認識するべきだというのが私の考えです。ちなみに薬の中には、単なるプラセボ効果を狙っているものもあります。

最近はさすがに日本でも減ってきたとは思いますが、かつては風邪をひくと、抗生物質を当たり前のように処方していました。欧米では、本来であればいらない薬を出すことは、かなりネガティブなことだと受け止められます。

体に入れる薬剤のような化学物質は、問題にもなったサプリメントを含め、特に長期投与した場合、肝臓や腎臓に負担をかけます。ですから、体の中に何かを入れるのは、よほど慎重になったほうがいいという共通認識があるのです。医療費の高騰につながる、ということもあるでしょう。また、こと抗生物質に関しては、菌交代症で抗生物質が効かない、あるいは効きにくい耐性菌が発生することも懸念されています。

「疲れたら点滴」も考えもの

菌交代症とは、抗菌薬の影響で、ある種の細菌が異常に増殖する現象をいいます。抗生物質を濫用すると、必ずそれを乗り越えてくる菌が現れるのです。そうすると、前は効いた抗生物質では対応できなくなってしまいます。そうでなくても、薬疹《やくしん》などの副作用が出ることもありますし、下手をすれば、アナフィラキシー（複数の臓器や全身に現れるアレルギー症状）を起こすことさえあります。

日本人が薬をあれこれ欲しがるのは、国民皆保険によって、ビタミン剤などもかつてはほとんど自己負担なしでもらうことができたからなのでしょうか。

薬ではありませんが、「疲れたらにんにく注射が効くんだ」と、すぐビタミン剤を点滴する方がいます。これについても私は、よほどのことがないかぎりするべきではないと考えます。基本的に点滴は静脈の中に薬剤を直接投与するので、リスクを伴うからです。

何らかの異物が血管に入ってしまったら取り出すことは不可能です。また、単なるビタミン剤を誰でも飲んだからといって、本当に意味ある程度に疲労回復を促すかどうかや、長期使用の安全性に関する十分なエビデンスはありません。

プラセボ効果で元気になる人はいますので、それで良いではないかという人もいるでしょうが、少なくともにんにく注射とはその程度のものであるということは知っておいて欲しいと思います。サプリメントなどの化学物質になるべく頼らず、バランスの良い物を食べて、ストレッチなどをして、よく眠ることがいちばんの疲労回復につながると考えています。

第2章

子どものスマホリスク!? 日本人は「目」を知らなすぎる

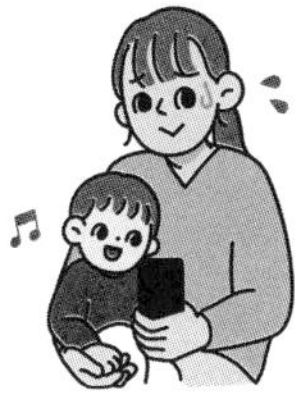

近視は「失明のリスク」につながる

前章で「近視は病気である」、そして「近視は、失明につながる病気になる確率を上げてしまう」とお話ししました。

一体どういうことでしょうか。

具体的に言うと、近視の人は将来、網膜剝離、緑内障、白内障、近視性黄斑症といった病気にかかるリスクがはね上がるのです。

緑内障、白内障などは皆さんよく聞いたことがあると思いますし、逆に、近視性黄斑症はあまり馴染みがないかもしれません。いずれにせよ、こうした眼疾患はすべて、将来的に失明につながるリスクのある病気ということで共通しています。

中でも強度近視の人が、正視の人と比較したときに、これらの眼疾患を合併する確率はとても高くなっています（図表2－1上）。

網膜剝離、緑内障など、それぞれの病気については第4章で詳しくご説明しますが、ここでは近視との関連性についてご説明していきましょう。

まだ確定的なことはわかっていませんが、いくつかの有力な仮説が存在しています（図表2－1下）。

まずは網膜剝離です。

網膜はさまざまな画像処理を行うコンピューターのような機能を有していますが、0・1〜0・4㎜と新聞紙数枚程度の厚さで、重さも一円玉の10分の1程度しかないデリケートな組織です。

第1章でもお話ししたとおり、人間の網膜は中枢神経組織の一部です。神経組織は、生まれたときに数や大きさが基本的に決まっており、大きくなっても増えることはありません。

近視は眼球が伸びることだとお話ししました。眼球が伸びれば当然、網膜も一緒に伸

図表2－1　近視の抱えるリスク

●強度近視（≧－6D）の場合

眼疾患	網膜剥離	緑内障	白内障	近視性黄斑症
かかりやすさ	22倍	14倍	5倍	41倍

（出所）日本眼科医会

（一例）

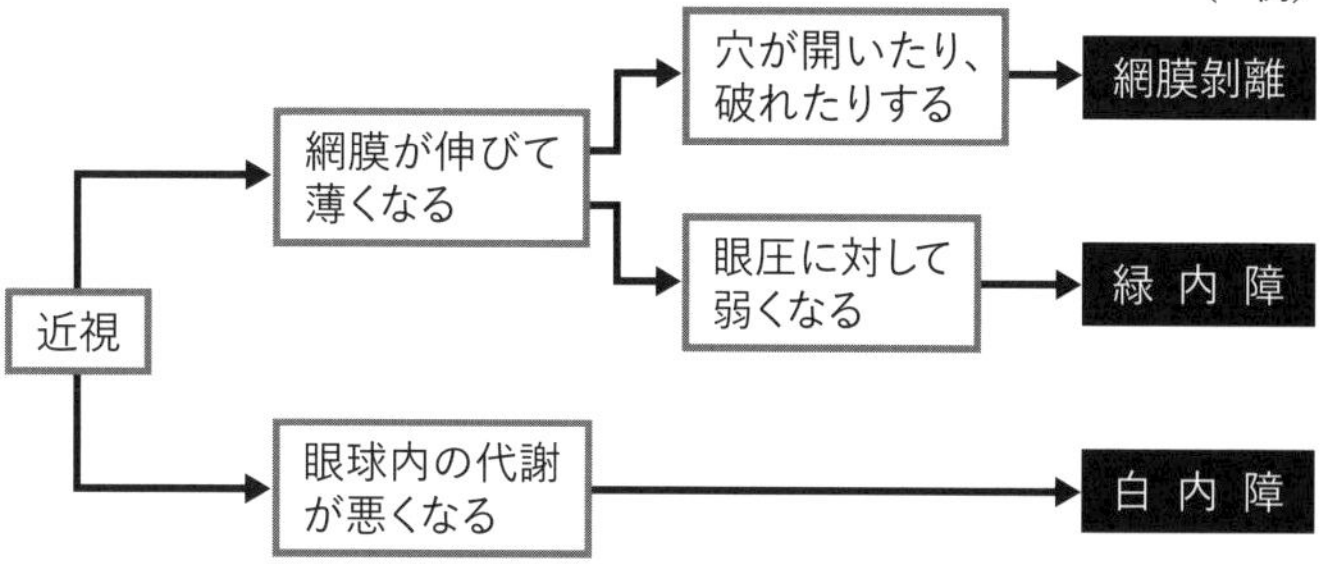

びることになります。

このとき、あまりに伸びて網膜が薄くなると、穴が開いたり破れたりして、はがれてしまいます。これが網膜剥離です。

網膜剥離はボクシング選手などが強いパンチをくらってなるものだと思っている方が多いでしょう。あとでお話しするように、衝撃を受けなくても加齢によってなることもあります。そして、今お話ししたように近視のせいでなることもあるのです。そして網膜剥離はひどくなると失明につながります。

近視で眼圧にもろくなる

次に緑内障です。

緑内障は、日本人の失明の原因の第1位となっています。

目の中には、網膜から脳に通じる神経がありますが、それが一つひとつ死んでいってしまう病気です。光を感じる細胞はあるのだけれど、伝達するワイヤーコードが切れてしまう、というイメージです。

ワイヤーが切れると、一般的には視野狭窄《きょうさく》を起こします。視野が周辺部から、どんどん減っていって狭くなってしまうのです。そして、やがて見えなくなってしまう人が出てきます。

緑内障になるのは、目の圧力が相対的に高まることで血液の循環障害が起きたり、細胞が圧迫死したりしてしまうのが主な原因です。目は、つぶれてしまわないように、水ふうせんのように絶えず圧力で張っています。それが眼圧です。眼圧が極端に低くなると、網膜にしわが寄ってきてしまいます。こうなるとものがよく見えません。

近視の人の眼球は伸び、網膜も伸びて薄くなっているとお話ししました。つまり、普通の人より、眼圧に対してもろい状態になっています。血流も悪くなっています。こうしたことが、神経が死ぬリスクを高めるといわれているのです。

さらに言うと、近視の人は緑内障の早期発見にも支障が出ることがあります。目の奥には視神経乳頭という部分があり、緑内障になるとこの凹みが大きくなるので、正視の人なら検査すればすぐ「おかしい」と気づけます。

ところが近視が強くなると、視神経乳頭の形状が変化してしまうことがあるのです。そうすると、緑内障が作った凹みが見つけづらくなり、結果的に発見が遅れてしまう可能性があるのです。

白内障についてはどうでしょうか。日本では手術で治療可能な病気ですが、グローバルで見ると、失明原因の第1位は白内障です。「白内障は年を取るからなるものじゃないの?」という人が多いと思いますが、そうではありません。

近視が進むと眼球が伸びるわけですが、それは単に形状の話だけではありません。形が変わることで、眼球内の代謝も悪くなる可能性があるのです。それがひいては白内障になるリスクを高めるという考え方があります。

ほかにも、やや専門的になりますが、白内障になって光の散乱が増えることで酸化ストレスが増えたり、水晶体に対する機械的なストレスが増えたりするともいわれています。これらもすべて、白内障の発症リスクを高めると推測されています。

最後の近視性黄斑症は、まさに近視が原因で起こる黄斑変性症です。

網膜が伸びて薄くなると、その裏にある脈絡膜も薄くなって、もろくなります。血流も悪くなります。すると体は「何とかして酸素を送りたい」と、新しい血管（新生血管）を作ろうとします。

ところが新生血管は普通の血管と比べて、とてももろいのです。そのため出血したりして、ものがゆがんで見えたり、薄暗く見えたりするようになってしまいます。近視性黄斑変性症は、日本人の失明原因の上位を占める病気です。

視力障害者は想像以上に多い

このように見てくると、近視で目が伸びる→目が伸びることで、網膜や神経に負担がかかる→目の病気を誘発するという関係性がおわかりいただけるでしょう。

ここまで読んでこられた方には納得していただけるはずです。ただ、まだまだ多くの人は、近視がこうした病気と結びつくとは想像しにくいと思います。

それはおそらく、近視が「前眼部の問題」であると考えられているためではないでしょうか。

前眼部というのは、角膜や水晶体といった、目の前方にある部分です（25ページ図表1－2）。たしかに、近視を治すレーシックは目の表面にある角膜を削りますし、ピント調節を担うのもやはり目の表面に近いところにある水晶体だったりしますから、そういった誤解が生じてきたのでしょう。

しかしお話ししてきたとおり、**近視、特に近視の大部分を占める軸性近視は、網膜、脈絡膜、強膜といった後眼部の問題なのです。**

ちなみに、**レーシックやICLで近視が改善した人はリスクが減るかというと、まったくそんなことはありません。**見えるようになったからといって、近視が根本から解決されたわけではないからです。眼球が後ろに伸びた状態は変わりありませんから、網膜剝離や緑内障、白内障などになる確率を下げることはできません。

今は軽い近視であっても、今後どこまで目が悪くなるかは予測できません。ですから、私はあらゆる近視を予防、本当の意味で治療することができるようになることが大切だと考えています。

近視にならなかったら、失明しなくても済んだかもしれないという人が今後たくさん出てくることを危惧しています。

「自分が失明するなんてありえない」となんとなく考えている人がほとんどだと思います。しかし、**まったく見えない、あるいは相当に視力が落ちた「視力障害」のある人は想像以上に多く**、日本眼科医会が2007年に報告した推定値で160万人以上いると考えられています。他人事ではないのです。しかも、社会の高齢化に伴い年々増加傾向にあります。

社会全体で見ても、近視の人たちが今後、これらの二次性眼疾患にかかっていったとしたら、目にかかわる医療費は甚大なものになるおそれもあります。

メガネをかけても近視は進む

近視にはこうしたリスクがあるにもかかわらず、「目が悪いのはしかたない」「近視は病気じゃない」という人がいまだにいることが、私にとっては心配です。

「メガネをかければいいので気にしなくていい」というのもそうです。

というのも、メガネをかけたりコンタクトレンズをしたりしても、それで近視が良くなるわけではありません。それどころか、近視がさらに悪化することがあるからです。実際、メガネを替えてもすぐ見えづらくなって、度数を頻繁に変える子どもも多いと思います。

ここで、第1章でお話しした「目が見えるしくみ」を思い出していただきたいと思います。

網膜は光をとらえるフィルムの役割を担っていましたね。網膜の中心は黄斑部《おうはんぶ》でその真ん中に中心窩《ちゅうしんか》があります。直径1・5〜2㎜の大きさで、中心ほどくぼんでいます。窩《か》とはくぼみのことです。

黄斑部の中心窩は視機能が最も優れている〝肝心かなめ〟の部分です。網膜でピントが合っているというのは、正確には中心窩でピントが合っているという意味です。私たちは目全体でものを見ているのですが、特に**中心窩という一点は、解像度が高く、ものをくっきりと見るのには極めて重要です。**中心窩の視力が1・5ある人でも、そこから離れるほど解像度が落ちていき、周辺部の網膜の視力は0・1程度しかありません。

これを踏まえたうえで、近視でメガネをかける話に戻りましょう。軸性近視は目の奥行が伸びることで遠くがぼやけてしまうわけですが、メガネをかけたりコンタクトレンズをつけたりすれば遠くが見えるようになりますね。

これは、目の前にレンズを一枚はさむことで光の屈折が変わるためです。

メガネをかけても近視が進む理由

近視を矯正するメガネには、屈折力を弱める凹レンズを用います。屈折が弱まれば、光は広がって目に入ってくることになります。ピントはそのぶん遠くで合うようになります。その結果、手前で合ってしまっていたピントが、網膜の黄斑部まで届くようになり、ピントが合って、遠くがくっきり見えるようになるしくみです（図表2－2）。

しかし、それですべてがめでたしめでたし……というわけにはいきません。

軸性近視の目は、横にした卵やナスのような楕円形になっていると言いましたね。網膜も当然、まん丸の正視の目と比べると、急なカーブがついてしまっています。

図表2－2　近視の矯正

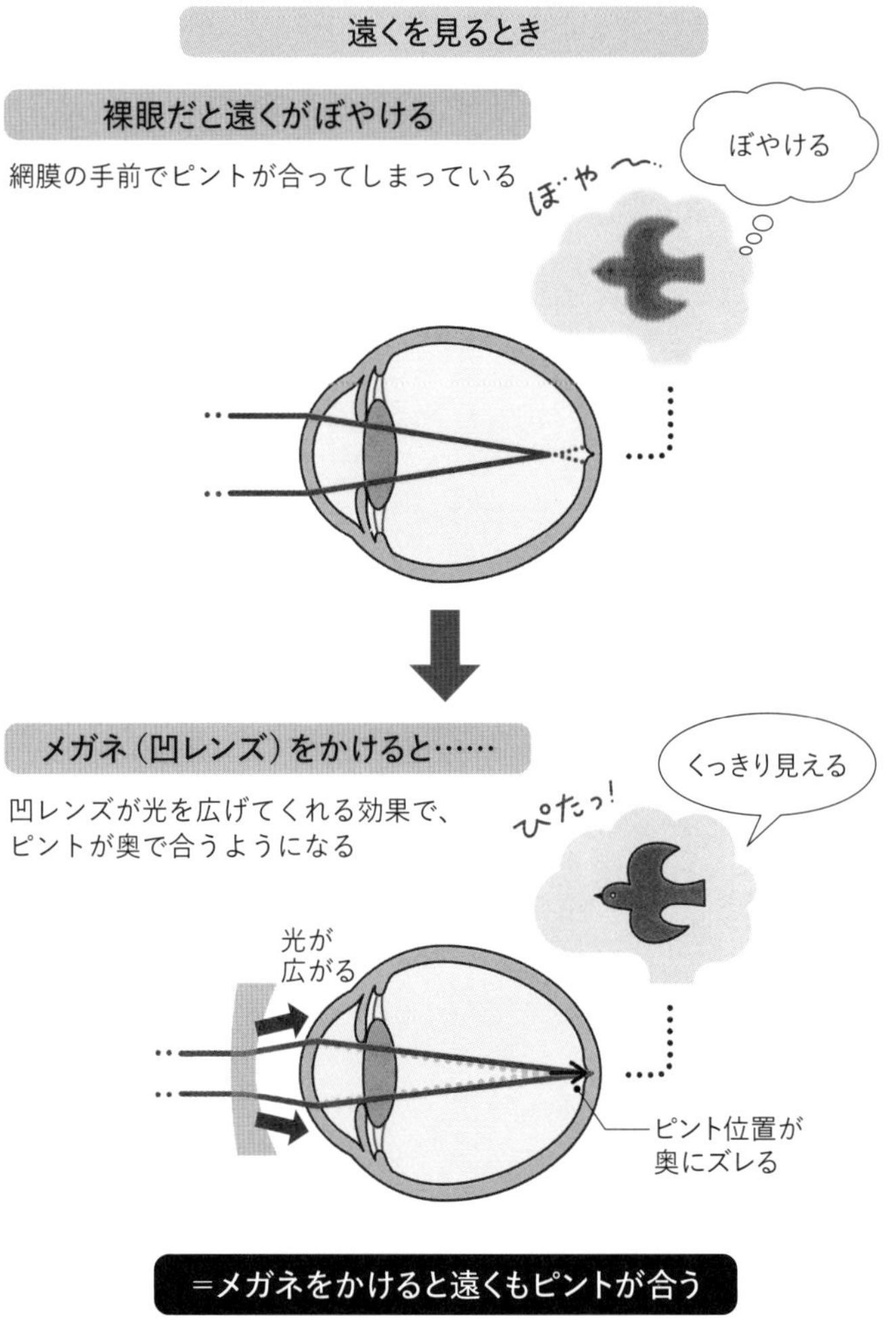
遠くを見るとき
裸眼だと遠くがぼやける
網膜の手前でピントが合ってしまっている
ぼ～や～
ぼやける
メガネ（凹レンズ）をかけると……
凹レンズが光を広げてくれる効果で、
ピントが奥で合うようになる
ぴたっ！
くっきり見える
光が
広がる
ピント位置が
奥にズレる
＝メガネをかけると遠くもピントが合う

一方で、光が当たるピント面は、水晶体のカーブなどに規定された球面状になっています。こちらは軸性近視が進んでも変化しません。目が後ろに伸びると、その分普通のメガネをかけてもピント面も同じカーブのまま、後ろに移動するだけです（図表2－3）。**つまり、目のカーブと、ピント面のカーブにズレが生じることになります。**すると、どういうことが起きるのでしょうか。

近視用の凹レンズメガネをかけると、黄斑部中心窩ではピント面でピントがピタッと合います。同じとき、黄斑部中心窩の周り（周辺部網膜）でもピント面でピントが合っていますが、その位置は目の外にかなりはみ出ており、像もぼやけてしまっています。

普通に考えれば、〝肝心かなめ〟の黄斑部中心窩でピントが合っているのですから、周辺部で多少ぼやけていたとしても大した問題ではないはずです。

ただ、ここが不思議なところなのですが、最新の研究によると、**目は、中心でピントが合っていることより、周辺部でピントがぼやけていることのほうを〝より重く受け止める〟ことが明らかになっています。**

つまり眼軸が伸びるかどうかの基準は、網膜の中心部ではなく、周辺部のピントによって影響されるということです。その結果、**周辺部ではみ出たピントを追いかけて、網**

図表2－3　メガネをかけても網膜の周辺部ではピントが合わない

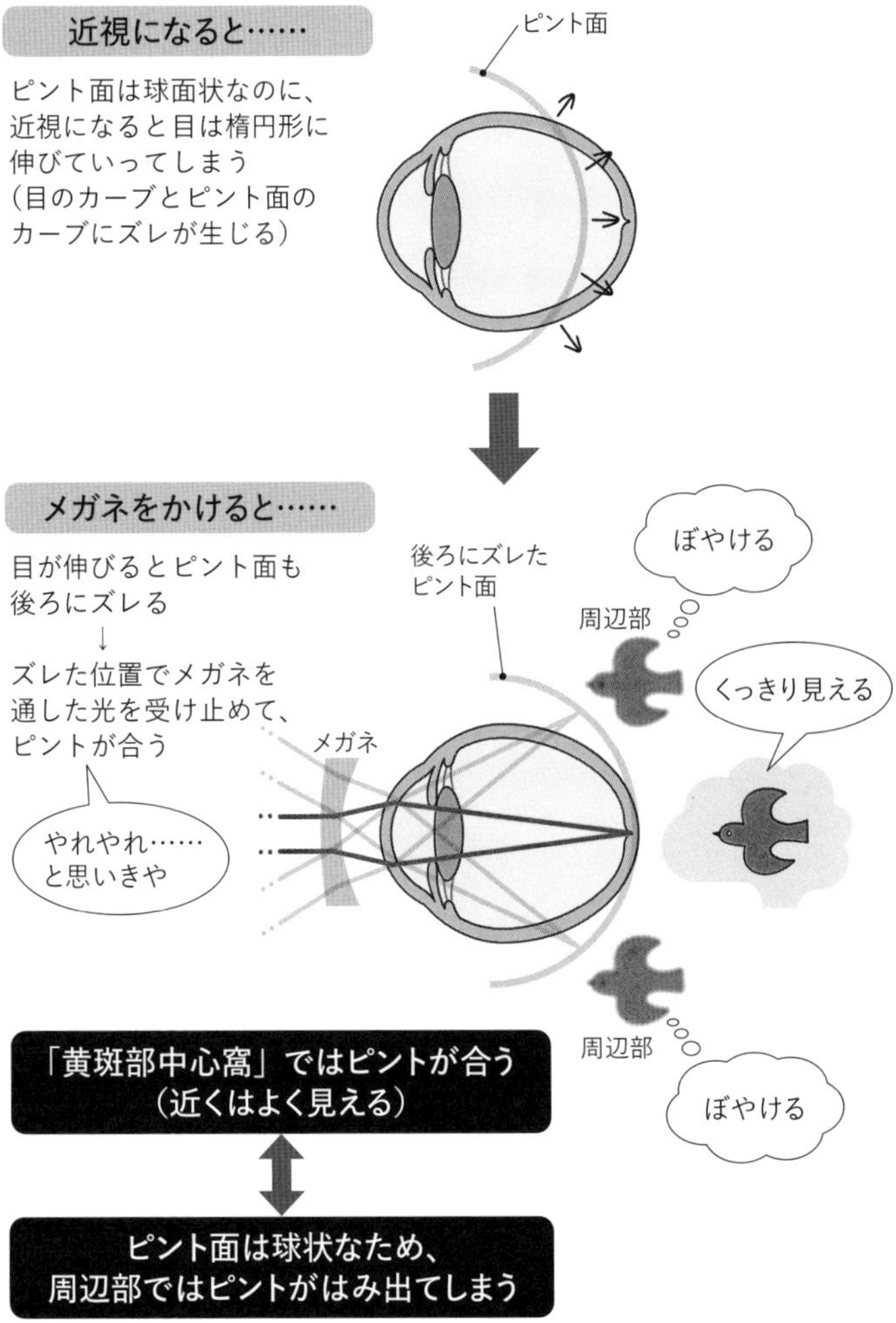

膜はさらに奥へと伸びようとするのです。

こうなると悪循環の始まりです（図表2－4）。

周辺部に合わせて目がさらに奥に伸びたことで、黄斑部でもふたたびピントが合わなくなります。私たちは仕方なく、メガネやコンタクトの度数を強くします。すると、黄斑部ではふたたびピントが合うけれども、周辺部のピントはまたまたはみ出てしまいます。目はそれを追いかけてさらに奥に伸びる……ということが繰り返されていくのです。

これが、近視が悪化するメカニズムだと考えられています。専門的に言うと、周辺部網膜の遠視性軸外収差仮説です。遠視とは、先ほどお話ししたとおりピントが外にはみ出ていること、軸外とは視軸から外れた周辺部網膜のことで、収差とはズレという意味です。

ちなみに、周辺部はものをくっきり捉える力は黄斑部にとても及びませんが、感度では逆で、周辺部のほうが黄斑部より暗い光を感じることができます。

夜空で明るく光る星を見つめているとします。周りには暗い星もあります。そこで、暗い星のほうに視点を移すと、あったはずの暗い星が消えてしまうことがあります。

これも、感度の違いが原因です。周辺部網膜では暗い星＝暗い光を感じられていたの

図表2－4　メガネをかけても近視が進むわけ

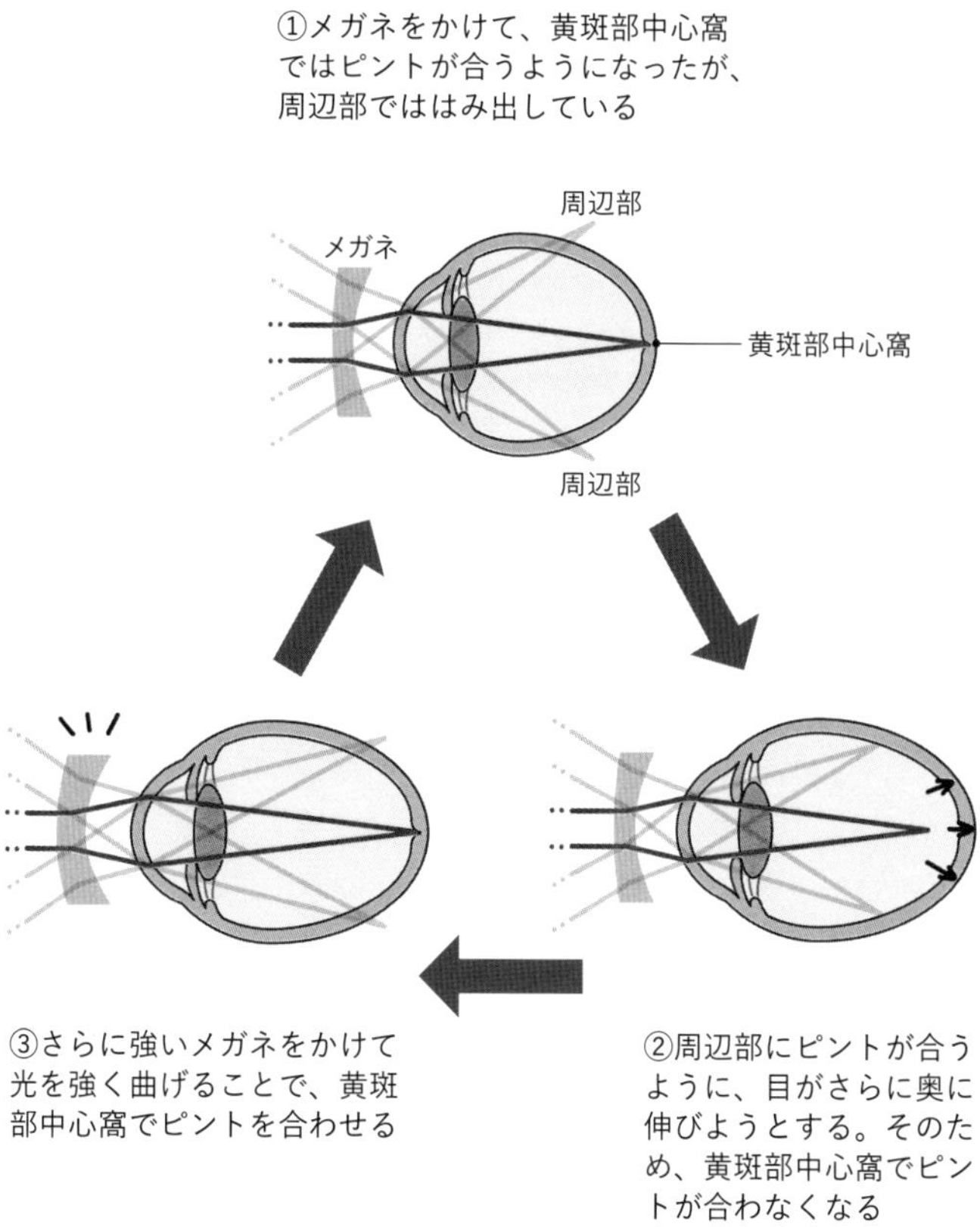
①メガネをかけて、黄斑部中心窩
ではピントが合うようになったが、
周辺部でははみ出している
周辺部
メガネ
黄斑部中心窩
周辺部
③さらに強いメガネをかけて
光を強く曲げることで、黄斑
部中心窩でピントを合わせる
②周辺部にピントが合う
ように、目がさらに奥に
伸びようとする。そのた
め、黄斑部中心窩でピン
トが合わなくなる

に、改めて網膜の中心でしっかり見ようとすると、感度が落ちて見えなくなるという不思議なことが起こってしまうのです。

「度数」を知らない日本人

さて、こうして近視がどんどん進むと、人によっては「強度近視」といわれる状態にまで目が悪くなります。

一般的には、

・弱度近視＝マイナス0・5D以上～マイナス3・0D未満の近視
・中等度近視＝マイナス3・0D以上～マイナス6・0D未満の近視
・強度近視＝マイナス6・0D以上の近視

とされています（図表2－5）。なかにはマイナス7・0Dから10・0Dといった、かなり強い近視の子どもたちもいます。

こう聞いて、「Dって何だろう」と思った方は意外に多いのではないでしょうか。

Dは屈折率（ディオプター）です。日本語では度数といいます。Diopter の頭文字を

図表2－5　度数の目安

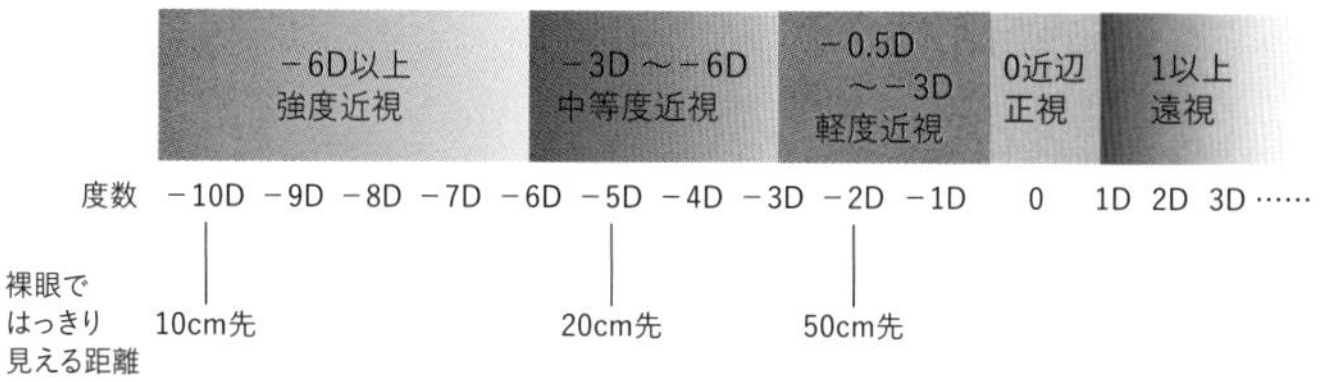
－6D以上
強度近視
－3D～－6D
中等度近視
－0.5D
～－3D
軽度近視
0近辺
正視
1以上
遠視
度数　－10D　－9D　－8D　－7D　－6D　－5D　－4D　－3D　－2D　－1D　0　1D　2D　3D……
裸眼で
はっきり
見える距離
10cm先
20cm先
50cm先

度数は「1m÷裸眼ではっきり見える距離（m）」で算出する。
たとえばはっきり見える距離が50cmだったら、1m÷0.5m＝2。
1mより短い距離は近視とみなしマイナスをつけて表記するので
「－2D」となる

とってDの単位で表します。

屈折率は、水晶体のレンズの強さを数値で表したものともいえます。

マイナス0・5Dとは、マイナス0・5のレンズを入れたときにちょうどピントが合う目ということです。

やや専門的に言うと、ディオプターの逆数が焦点距離となり、0・5Dの人は「1÷0・5＝2」、となり2m先までピントが合う、あるいは遠点が2mという言い方をします。マイナス10Dの人は「1÷10＝0・1」ですから、10cm先までしかピントが合わないことになります。

マイナスがついているのは近視。プラスがついているのは遠視。どちらも数字が大きくなるほど、目が悪くなったことを意味します。

私が常日頃残念だなと思っているのは、日本で「あなたは目がいいですか」と聞くと、視力についてしか答えが返ってこないことです。

「右が0・7で左が0・5です」といった具合です。ところが、台湾などでは「マイナス1・5Dです」「プラス2・5Dです」と普通に返ってきます。

視力は主観的な指標です。視力検査ではランドルト環（Cマーク）の穴の開いた方向を答えるわけですが、はっきり見えた人も、当てずっぽうに答えた人も、穴の方向が合ってさえいれば同じ結果になります。

検査の日にとても疲れていて、集中できずに視力が下がることもあります。直前の出来事や心のありようにも影響を受けます。視力はとてもバラツキの大きい指標なのです。

「視力」だけで判断してはいけない

しかも、1・0、0・8、0・5といった数字からでは、遠視なのか、近視なのか、乱視なのかわかりません。

もっと言えば、軽い近視や乱視が進んでいても、それほど視力が落ちない人もいます。

というのも、視力は、角膜、水晶体、網膜、そして脳の〝総合力〟の結果だからです。網膜の性能が高い人は、水晶体の状態が多少悪くなっていてもちゃんと見えてしまいます。一方で、目に問題がなくても、脳の機能が落ちたら視力も落ちます。

付け加えると、日本の通常の視力検査で測るのは静止視力だけです。ほかにも、周辺からものが飛んでくるのに気づく動体視力だったり、色がわかる視力だったり、暗いところでも見える視力だったり……本当は実にさまざまな種類があるにもかかわらず、です。

余談ですが、米国では日本と違って自分の血液型を知っている人はほとんどいません。このように、ある国で当たり前のことが別の国ではそうではないということです。

度数というのは、客観的な指標です。日によって変わるものでもないし、安定しています。しかも、マイナス0・5Dだった人が、翌年マイナス1・0Dになったら、近視が進んでしまった、とすぐに気づけます。さらに翌年マイナス1・5Dになったら、近視がさらに進んでいるということがわかります。

度数はすぐに測れます。眼科であれば正確に測れますし、きちんとした測定装置があるメガネ店でもだいたいの値は測れます。最新設備を備えた近視クリニックでは、眼軸の長さを測ることもできます。

しかし、ほとんどの人は自分の目について正確な数値を知らないまま過ごしているのです。

「スマホ育児」は目を悪くする？

ほかにも、私が「日本人は目についての認識が低すぎる」と思うことがあります。それが「スマホ育児」です。

たとえば病院の待合室や電車の中で、子どもにスマホでアニメなどを見せておくと静かにしてくれます。よく見かける光景です。

ここまで読んでいただいた方は当然おわかりになると思いますが、目にはもちろん良くない行為です。

幼児期に屋内で近見作業を長時間続ければ、近視の子を生み出してしまいます。うるさくして周囲に迷惑をかけたくない親御さんの気持ちもわかりますが、子どもに将来、近視というリスクを負わせることになる、という認識は必要だと思います。

ただ実は、スマホが確実に子どもの目を悪くする、という決定的なエビデンスは今のところありません。本を読んだりすることに比べて特に目に悪いという研究結果もありません。

スマホ利用に関する研究は多数報告されており、関係があるというものも、関係がないというものもありますが、現段階の最新の大規模研究では、スマホと近視の直接的な関連性は否定されています。

冒頭からお話ししているように過去40～50年で近視は劇的に増加していますが、スマホやタブレットが普及し始めた2010年ごろから急に増えているわけではありません。「なんだ、スマホ育児は大丈夫なんじゃないか」と思われる人もいるかもしれませんが、そういうことではありません。私個人としては、おそらく紙の読書とスマホによる読書は、どちらも同じ程度に目に良くないだろうと考えています。目を悪くする近見作業にスマホやタブレットが加わった、という理解になると思います。

ただ、子どもたちにとっては、紙の本よりスマホやタブレットで見る動画やゲームのほうが魅力的に感じてしまい、より長い時間、近見作業に没頭してしまう傾向はあるでしょう。

ちなみに、文字が大きい小さいは関係がありません。スマホは画面が小さいからタブレットならいいのではないかということもありません。電子ペーパーなら目にいいのではないですか、と聞かれることもありますが、変わりはありません。要は近い距離でものを見ているかどうかです。

目への長期的な影響がわかるのはこれから

ところで、もし本当にスマホが紙の読書に比べて目に悪いのだとしても、それを証明するにはかなり大がかりな試験が必要になると思われます。もしかしたらスマホを使う子どもはたまたま屋内にいることが多く、スマホを使わない子どもは屋外にいることが多かったというような、ほかの交絡因子《こうらく》によって近視が悪化している可能性もないわけではないからです。

交絡因子を説明するときにはよく、「コーヒーを飲んでいる人を調べたら、飲んでいない人よりも肺がんが多かった」というたとえが使われます。

これだけ聞くとコーヒーが肺がんの原因かと思ってしまいますが、実はコーヒーをよく飲む人は喫茶店でタバコを吸ったり、タバコを吸っている人の近くにいたりすることが多いために肺がんになりやすいのです。この場合、タバコに関する交絡因子を除外したランダム化試験を行うと、コーヒーは肺がんの原因ではないことがわかります。

いずれはスマホに関してもランダム化試験が行われるかもしれません。そのうえで、スマホが科学的に目に良くないということが明らかになるかもしれませんが、今のところは何とも言えません。

アレルギー性鼻炎にしても、皮膚炎にしても、結膜炎にしても、50年前と比べ、今はとてもたくさんの患者さんがいます。おそらく何らかの環境変化が影響しているのでしょう。ただ、それがスギなどの花粉なのか、洗剤に含まれている物質なのか、食品添加物なのか、あるいは生活環境に入ってくる公害性の物質なのかはわかっていません。

公衆衛生状態が改善し、あまりにも環境がきれいになりすぎて、体の中に入ってくる細菌が減り、自分の免疫系が十分活性化される機会が減ったからではないかという仮説が今のところ有力ではあります。

「遠ざけておく」のが賢明

生まれたときから犬を2匹以上飼っていると、アレルギー性疾患にかかりにくいことを見つけた研究者がいます。動物を飼うと、外からいろんな菌を持ってきます。それが子どもに暴露することによって、適度な耐性ができるというのです。

最近の研究では、ハムスターを飼っていると逆にナッツアレルギーになる可能性を上げるという結果もあります。飼っているペットとアレルギー物質の組み合わせによって結果は異なるようです。一筋縄ではいかないのが免疫です。

少し話がそれましたが、スマホの目への長期的な影響は、今後も最新の研究成果を見ていく必要があると思います。また、第3章で説明しますが、われわれが開発している「クボタグラス（Kubota Glass）」を使えばいくらスマホを見ても近視にならないという世界が訪れるかもしれません。

そうはいっても、成長期のお子さんにおいては、スマホをはじめとした近見作業をなるべく遠ざけておくことが、賢明であるのは間違いありません。

スマホの普及によって、私たちが文字を読む量は格段に増えました。本をそれほど読まなかった子どもも、スマホで文字を読むようになりました。小さい頃から文章を読む習慣がつく、デジタルネイティブになるといったプラスの影響ももちろんあると思います。しかし、発達期における近視も増えていることは確かです。あとでお話しする近視対策をしながら、**年齢に応じて適度にスマホやタブレットと付き合う必要がある。現時点で言えることとしては、これくらいです。**

私の二人の子どもは米国で育ちました。二人とも小学校を卒業するまで、スマホやタブレットを渡しませんでした。近視にさせたくなかったからです。当時住んでいたシアトルや、隣のサンフランシスコ、シリコンバレーといった西海岸のエリアでは、私と同じように子どもにスマホを持たせない親が少なくありませんでした。

米国人は子どもにスマホを見せない？

センシティビティが高いというか、リテラシーが高いというか、そういう人たちがたくさん住んでいたエリアだったから、ということもあるかもしれません。米国でも、ほかのエリアでは必ずしもそうではありません。ただ、ある程度、教育レベルが高い親は、今も小さな子どもにスマホやタブレットを渡さないと思います。

iPhoneを作ったアップルのスティーブ・ジョブズも子どもにタブレットを渡さなかったと、『ニューヨーク・タイムズ』に寄稿もしている著名ジャーナリストのインタビューに答えています。近視のリスクだけではなく、外で体を動かすことや、友だちとのコミュニケーションを増やすことが発達期の子どもには重要だと考えたからだ、とつけ加えてはいますが。

ジョブズは亡くなりましたが、最新のアップル製品には、目に近づけすぎると警告が出たり、ウェアラブルデバイスが屋外活動時間を記録したりと、近視予防のためのしくみが導入されています。

デバイスメーカーの多くが、自社製品が近視を起こすことを認めたくない、なるべくそのことには触れてほしくないと考えていることは容易に想像できます。そんな中で、アップルが積極的に近視予防機能を導入しているのは崇高ですばらしいことです。

予防可能な近視を世の中から撲滅したいと考えている私からすると、世界中のタブレットデバイスやスマホを作っている企業がアップルに追随することを願います。

「スマホを渡さない」と決めたわが家ですが、子どもとはもちろんバトルがありました。「どうして見せてくれないの？」と迫られたこともあります。しかし、大きくなった今では、近視にならなくて良かった、視力がいいままで良かったと言ってくれています。一人はスマホを許可したあとに18歳くらいで軽い近視を発症しましたが、もう一人はまったく近視になっていません。

ちなみに、米国でも近視は増えていて、そのうちの40％くらいは18歳以上で発症しており、いよいよ問題になってきています。

スマホの画面は暗くしたほうがいいのか

スマホに関しては、液晶画面が発する光の量が「まぶしすぎる」として問題視する人もいます。

ただ、あとでお話しするように、目に障害を与えるような量の光は出ていません。**少なくとも、人間の網膜に影響するというエビデンスはありません。**

エジソンが電気を発明し、暗かった夜が明るくなりました。当時は人間の目に大きなインパクトを与えました。「電球は目に悪い」という声も上がったかもしれませんが、実際にはそんなことはありませんでした。スマホの光量についても同じようなものだと思います。光より問題なのは、画面が目に近くなってしまうこと。近見作業になるということです。

そうはいっても、必要最低限の光量に調整したほうがいいでしょう。特に寝る前に短波長の光が目に多く入ると睡眠を妨げることが知られています。寝る前にスマホを見るのはおすすめできません。適切な睡眠をとることも、近視を予防するうえで重要だと考えられています。

また、目にかぎらず、強烈な刺激を長期間受け続けると、感覚器の感度が低下することが知られています。耳がしっかり聞こえる人が長時間大音量で何かを聞き続ければ、内耳にある音を感じる神経細胞は壊れてしまいます。実際、耳栓をつけずに戦地に行き、爆音で難聴になってしまったり、騒音の激しい工事現場でずっと働いて難聴になってしまったりする人がいます。

目も、極端にまぶしい光をずっと浴び続けている（暴露する）と、光による酸化ストレスで白内障が進みます。また、長年の暴露と加齢によって網膜の感度が落ち、暗いところで見えにくくなるとも考えられています。

視覚でも聴覚でも味覚でも嗅覚でも、わずかなものを検出できるよう、感度を高めておくことが大切です。小さな音をちゃんと聞けるようにしておく。わずかな塩分で塩味を感じられるようにしておく。負荷は必要最低限にとどめておくのが一番です。

とりわけ子どもはちょっとした味の変化もわかりますし、かすかな音にも反応します。目にしても、本当にわずかな光で十分ものが見えます。わざわざまぶしい光で刺激を与える必要はないですし、むしろ避けたほうがいいでしょう。

昔は「テレビを近くで見ると目に悪い」と親に叱られたりしましたが、今思うと正しかったのかもしれません。液晶テレビになって画面がどんどん大型化していますから、かなり離れても十分画面は見えるはずです。

逆に年を取ると、感度は落ちていきます。「おじいちゃんたら、また大きな音でテレビを見て……」というのはそのせいです。まぶしいくらいに輝度を上げたりしても平気です。塩味も感じにくくなることが知られているので、その点は気をつけなくてはいけません。

「暗いところで読書」は目に良くない？

子どもの頃、「テレビを近くで見ると目に良くない」と同じように、「暗いところで読書をしたら目が悪くなる」と注意された人もいるかもしれません。これは半分正しい、半分正しくないという感じです。

大人であれば、必要最低限の明るさでものが見えれば、それはそれでまったく構わないと私は考えます。人間の目は、明るすぎれば縮瞳《しゅくどう》といって、瞳孔を小さくして目に入る光の量を抑えたり、網膜が明順応（明るさに慣れていく）したりしてくれます。逆に暗ければ、散瞳《さんどう》といって、瞳孔を大きくして目に入る光の量を増やしたり、網膜が暗順応（暗さに慣れていく）したりもしてくれます。もちろん、見にくくなるほど暗いと、正しい像が網膜に届きませんし、目が疲れやすくなるでしょうから、注意しなければなりません。

では、子どもはどうでしょうか。あとで詳しく書きますが、成長期になるべく外にいることが近視を予防するうえで大変重要であることがわかっています。これは、人工的な照明器具による光より、太陽光が目にいいという話なのですが、最近になって「室内であっても、強い照明のほうが目にいい」ということが少しずつ明らかになってきています。したがって、子どものときは、暗いところで本を読むのはあまり良くないという人たちがいます。

一方で、こんな話もあります。多くの日本人は蛍光灯のような明るい照明を好みますが、欧米の人たちは暖色灯のような暗い照明を好みますね。欧米の室内灯は、日本人には暗く感じます。にもかかわらず、欧米人よりもアジア人に近視が多いとは、いったいどういうことでしょうか。室内の人工的な光が強くても、近視を予防するうえではそれほど意味がないと考えるのが自然です。

こうしたことから、室内における明るさ暗さの影響に関しては、まだ何とも言えないというのが本当のところでしょう。

ところで、「夜、眠るときには部屋を真っ暗にしたほうが目にいい」という話を聞いたことがあるかもしれませんね。

かつて「成長期には、子どもが寝て目をつぶっているのに、部屋を明るくしておくのは良くない」という論文が超一流の雑誌に掲載され、センセーションを巻き起こしたことがあります。成長期の子どもが目を閉じているとき、周りが真っ暗なら網膜や強膜が動くことはありませんが、中途半端に光があると網膜がそれを探して動いてしまう。それが目に良くないという内容でした。

ただその後、それを否定する論文が出て、現在は否定されています。

ニュースの誤報などもそうですが、センセーショナルなフェイクニュースが拡散してしまったあとで、いくら誤報であるということを発信しても、最初のニュースほどは広まらず、間違った情報が定着してしまう現象に似ています。

近視対策で後れを取る日本

さて、ここまでで、近視の本当の怖さ、そして、度数やスマホ育児も含めた近視に対する日本の認識の低さについてお話ししてきました。

付け加えて言うと、近視にはもう一つの怖さがあります。それは、自分で自覚できないという怖さです。

小さな変化に自分で気づくのは簡単ではありません。10kgの重りを持った状態から、

1gずつ重りを増やしていっても普通は気づきません。ある閾値《いきち》を超えてはじめて、一気に「重くなった」と感じるようになります。目も同じで、どうしてもある程度悪くなってから気づくことになります。

子どもの場合は自分で気づきにくいですし、もし何となく気づいても「こんなものかな」と思ってしまいがちです。

周りが気づいてあげるには、定期的な検査をするしかありません。特に、子どもの場合は、前にお話ししたとおり水晶体のピント調節が大人に比べて不安定です。つねに毛様体筋に力が入りつづける「ピントフリーズ」が起き、屈折性近視（仮性近視）になっている場合もあります。そのため、点眼薬で緊張をとったうえで屈折検査を行うことが重要だと考えられています。

台湾の人たちは自分の視力ではなく度数を知っているとお話ししましたが、同時に、親は子どもの目の状態についてもしっかり把握しています。うちの子は身長が何cmか、体重が何kgかと同じように、です。

子どもの近視対策については、ようやく日本の眼科医会もアピールし始めたという印象です。嫌な言い方になるかもわかりませんが、近視の子どもの〝診療効率〟があまり良くないことが影響しているのではないでしょうか。検眼をしようとしても言うことを聞いてくれなかったり、まじめに測らせてくれなかったり……。「もう疲れた!」とふてくされたりすることもあるでしょう。

産業界からも、「子どもの目を守ろう」と積極的に声を上げるような動きはあまりないように思います。子ども用のメガネは、万が一踏んづけても、多少ひっかき傷がついてもいいくらいの、頑健で安価なフレームが好まれます。ブランドものの高額フレームをとっかえひっかえ買ってくれるわけではありません。総じて子ども向けのマーケットはあまり大きくないのでしょう。

しかし、日本がもし子どもの目のケアを放棄し、近視がどんどん増えてしまったらどうなるのでしょうか。

「子どもにスマホを持たせない」という選択

周りを気にすることは恥ずかしいこと

私が近視になった理由は、おそらく子どもの頃に読書をしたり、パソコンを使ったりして近見作業をたくさんしていたからだと思います。眼科医になって、子どもにはできれば目に悪いことはさせたくありませんでした。それで、二人の子どもには米国の小学校を卒業するまで、スマホやタブレットを渡さなかったことは本文でお話ししましたね。それが可能だったのは、「みんながスマホを持っているから私も」というカルチャーがそれほど強くない環境だったことが大きいかもしれません。

私自身、日本の小学校から米国の小学校に転校したとき、「あの人はこうだ」などという発言をする生徒がいたら、クラス全員が一斉に「Mind your own business!（大きなお世話だ）」と言うので、驚いたことを覚えています。人は人、ほかの人のことを気にするのは良くない、という文化が徹底しているのです。

自分は自分。「誰かがこうだから、私もこうしたい」などと言ったら、あきれられてしまうでしょう。子どもたちは、違いを気にしないように、人のことは気にしないようにと言われて育ちます。違うこと、あるいは格差を前提にしている社会だから、またはさまざまな考え方や文化的背景を持った移民で構成されている国であるからということもあるのかもしれません。日本とは真逆の文化のように思います。

内心、多少は気にしているかもしれませんが、少なくとも、それを口に出すとかっこう悪い、ということは叩き込まれます。もちろん、やはり子どもですから「みんなが持っているから、自分もスマホが欲しい」とは言いますが、きちんと理由を説明すれば、それはそれで何とかがまんしてくれました。

反抗期があるのは日本だけ？

子どもが思春期になると親の言うことを聞かない、と日本ではよく聞きますが、私が住んでいたシアトルの地域では、どちらかというと素直に親の言うことを聞く子どもが多かった気がします。ワシントン大学のお膝元で、教育に熱心な教員の子弟が多かったからかもしれません。

日本では、思春期には必ず反抗期がある、成長の過程で親に反抗するのは当たり前だし必要である、という考え方を多くの人が持っています。しかし、私がシアトルの知り合いに聞いたところ、「反抗期という考え方は聞いたことがない」と言われました。

もしかしたら、反抗期という存在を認め、それを良しとする日本の文化があるだけなのではないかと私は思っています。

逆に、米国でよく聞くのはterrible twos。日本で言う2歳前後の「イヤイヤ期」ですね。文化的影響がまだ小さい年頃で、より生物学的な〝反抗〟なのかもしれません。

さらに言うと、日本ではいつまでも母親と一緒にいるとマザコンと言われたり、高校生にもなって親と一緒に過ごしていると驚かれたりすることもあるようですが、それは社会的な圧力でそうなっているだけなのではないでしょうか。

米国では、親と仲がいいことはポジティブに受け止められます。日本以上に子どもとの距離も近く、子どもとなるべく多くの時間を過ごして溺愛することが推奨されている雰囲気があります。十分な愛情を注ぐと子どもはいざとなったら戻れる安全な基地があると感じ、時期が来ると自立して社会に出ていくという考え方です。さまざまな家庭がありますから一概には言えないかもしれませんが、私の周りはこんな感じでした。

第3章

近視は「治療」する時代へ

「外遊び」に効果がある⁉

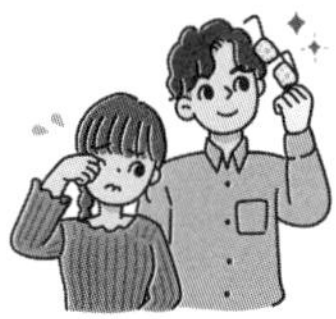

「2時間の屋外活動」は最良の近視予防

台湾では10年以上前から、目について画期的、そして先進的な取り組みが国をあげて進められているのをご存じでしょうか。

小学生を対象に、学校で1日2時間程度、屋外活動をすることを義務づけているのです。一度に2時間ではなく、休み時間になると外遊びをさせたり、スポーツをさせたりして、合計2時間外で過ごさせるというカリキュラムが組まれています。

6〜12歳くらいで近視を発症する子が出始めるとお話ししましたが、この時期にできるだけ外で活動すると、近視になることを防いだり、近視が進むのを遅らせたりするこ

図表3－1　台湾における子どもの近視割合

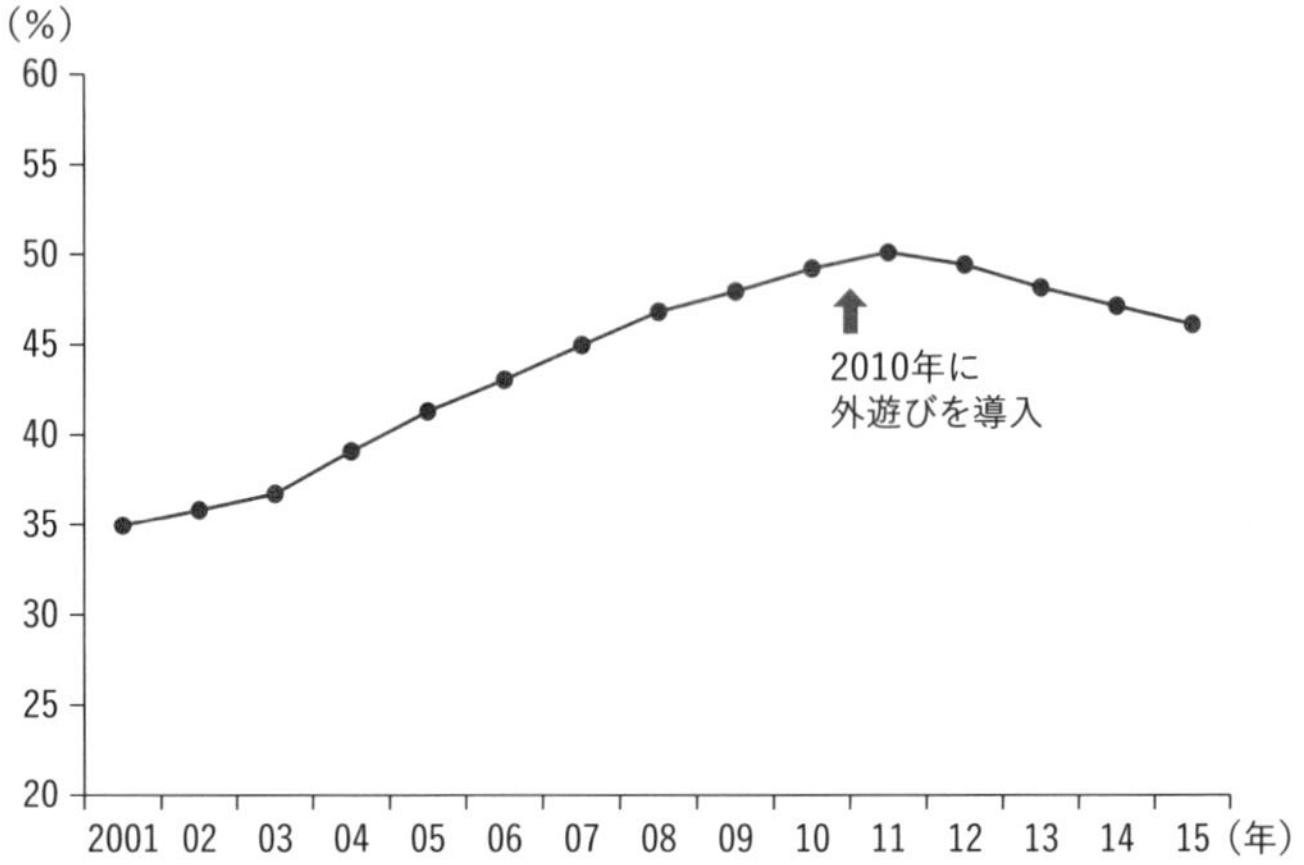

(出所) https://aes.amegroups.org/article/view/4010/4715#B18 をもとに筆者作成

とが、大規模臨床試験によってわかってきたのです。

台湾でも、多くの子どもが近視を抱えています。勉強はもちろん大事かもしれない。しかし、子どもの体を考えたら将来、大変なことになる――そうした強い危機感から、国ぐるみで舵を切ったのでしょう。

すでに効果は証明されつつあります。実際に、子どもたちの近視の率が、減り始めているのです（図表3－1）。これは世界で初めての現象であり、大いに注目されました。

それを知った中国も子どもの近視対策を始めています。

ネットなどで当時話題になったのでご存じの方も多いかもしれませんが、中国では子どものオンラインゲーム時間を制限する規制や、学習塾に対する規制が2021年から導入されています。子どもがスマホなどの画面を見る時間を制限することも検討されています。これは2018年に習近平主席が「近視を減らすことが子どもたちの明るい未来のために必要だ」とみずからイニシアチブを取って支持したことによります。

WHOも2019年に、視力に関する最初の報告書を作成し、「最も頻度の高い眼疾患である近視と外遊びの重要性」を指摘しました。これから、その注目度はさらに高まると私は見ています。

外遊びは一石二鳥

この「2時間ほどの屋外活動に近視の抑制効果がある」という大発見は、台湾で最も有名な眼科の研究者の一人であるウー・ペイチャン（Pei-Chang Wu）という人が書いた論文で発表されました。

もともと動物実験で、強い光の下で飼った動物のほうが、弱い光で飼った動物に比べて近視になりにくいことが示唆されていました。そこでウー・ペイチャンは、これを学童期の子どもにあてはめてみたわけです。

昔から、日照時間が長い季節のほうが、近視が進まないとされています。近視は夏に進みにくくて、冬に進みやすいのです。このことからも、光の暴露量は重要だと考えられます。

屋外なら、強い光を浴びることができるのはもちろんですが、自然と遠くを見ることにもなり、一石二鳥です。

本来、目の成長期には近見作業を避けるのはもちろんですが、原始時代のように一日中外にいて、無限遠——何の障害物もなく少なくとも5m以上先を見るのが理想です。ただ、日本にかぎらず先進国の現代の生活においては非現実的です。その点、1日2時間程度の屋外活動なら、不可能ではないでしょう。

日陰で十分

また、**晴れた日でなくても、曇りの日でも、日陰でも構いません。**

図表3－2　明るさの違い

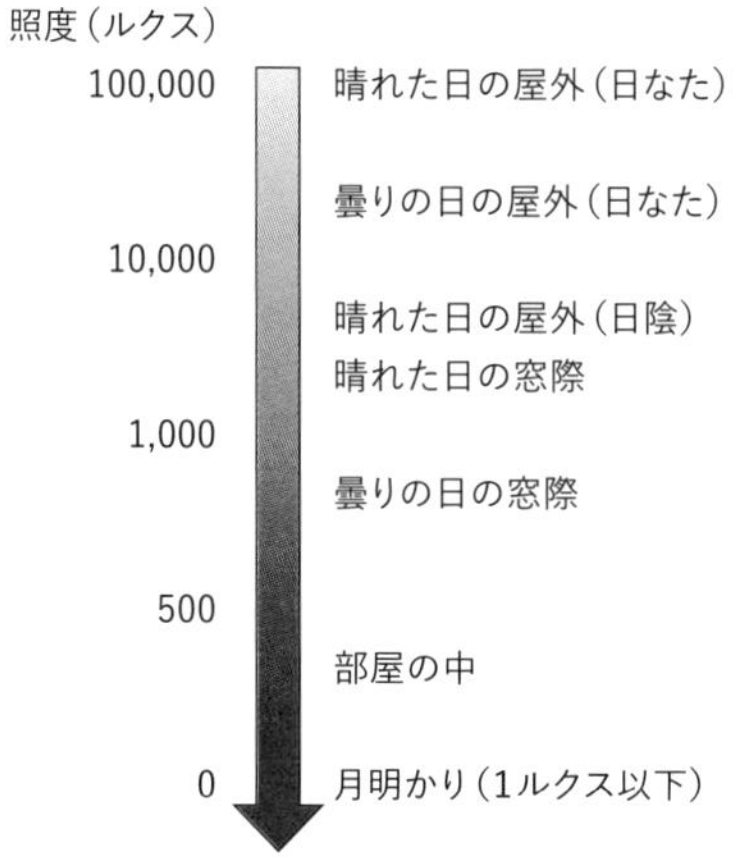
照度（ルクス）
100,000
10,000
1,000
500
0
晴れた日の屋外（日なた）
曇りの日の屋外（日なた）
晴れた日の屋外（日陰）
晴れた日の窓際
曇りの日の窓際
部屋の中
月明かり（1ルクス以下）

目安としては１０００ルクス程度の明るさが推奨されています。１０００ルクスというと、だいたい晴れた日の窓際と曇りの日の窓際の中間ぐらいに相当します（図表3－2）。晴れた日の屋外の日なただと10万ルクスありますが、そこまで明るくなくても構いません。むしろ、あまりに長時間日なたにいると、紫外線の悪影響や、夏場なら熱中症の心配も出てきます。

日陰くらいの明るさでいいなら、室内の窓際で過ごせばいいのではないかと思うかもしれませんが、それは違います。室内というのは想像以上に暗く、晴れた日の窓際なら２５００ルクス程度ありますが、曇りだと８００ルクスくらいしかありません。

部屋の中のほうだと300ルクス程度しかないこともあります。

では晴れた日に窓際にいればいいかというとそうではありません。自然光が窓ガラスというフィルターにかけられ波長が変わってしまっています。

ですから、あくまで屋外にいる時間を確保することが、近視の予防には非常に大切です。

ただし、外にいてもスマホを見てしまえば、近見作業していることになります。屋外にいる効果が半減してしまう可能性があるので、気をつけてください。

ところで、なぜ強い光の下だと近視になりにくいのでしょうか。実はまだ、分子的なメカニズムは完全にはわかっていません。

動物実験では、強い光を当てると網膜内のドーパミンが増えることがわかっています。おそらく、このドーパミンの作用が重要な役割の一部を演じていると推測されています。

手術しない近視矯正法「オルソケラトロジー」

2時間の外遊びもそうですが、最近では、手術をしなくても近視の進行を抑制できる方法がどんどんわかってきています。

その一つがオルソケラトロジーといって、ハードコンタクトレンズを夜間に装着する視力矯正法です。

コラーゲンを圧迫すると、一定の時間、形状記憶する性質があります。そこで、寝ている間だけ、オルソケラトロジー専用のコンタクトレンズで角膜をギューッと圧迫して形を変えます。

一晩中押さえておけば、近視で楕円形になってしまった目の角膜の中心部がフラットになります。すると、光の入り方が変化し、網膜の手前で合っていたピントが網膜上で合うようになります。そのため、コンタクトを外した日中は裸眼で過ごすこともできるようになります。

さらに、中心部にあった角膜の細胞が周りに押しのけられることで、周辺部の角膜は厚くなることから、近視の悪化にかかわる周辺部遠視が弱まります。このことから、オルソケラトロジーはメガネや普通のコンタクトレンズで矯正した場合に比べて、近視の進行が遅くなることもわかってきました。

昔は、コンタクトを外さないで寝るのは良くないといわれていましたね。起きてまぶたを開けている状態であれば酸素が入ってきやすいですし、瞬きで涙もどんどん入れ替わりますが、目を閉じたままだと空気に触れませんし、まぶたも動きません。角膜にとって大きな負担になるという話だったのです。

一方で、日中、仕事や激しいスポーツをするためにコンタクトレンズができない人や、ソフトコンタクトレンズでは十分な矯正ができない強い乱視や近視がある人、ソフトコンタクトレンズが使えないほどのドライアイがある人などもいます。そこで、夜間に装着して昼間は外すアイデアが生まれました。

オルソケラトロジーはもともと大人にしか使われていなかった治療法ですが、最近では子どもが使うケースが出てきました。近視が始まってすぐに使ったほうがいいため、6～10歳くらいから始める子もいます。

子どもが自分でコンタクトレンズをつけるのは難しいので、大人が入れてあげて、取ってあげる必要があります。また、目にハードコンタクトを入れるわけですから、最初の数日から数週間は異物感を覚える方が多いです。

子どもの目の成長段階でまだ形状が固まっていない角膜に使用することが、大人になったときの角膜の形状に悪影響を及ぼさないか心配だという議論などはありますが、長期的な安全性も認められつつあります。ただ、強度近視だとコンタクトレンズの力では十分に角膜をフラットにしきれないため、マイナス4Dくらいまでの中等度近視以下でないと使えません。

日本では医療保険のきかない自由診療で、費用としては初年度は15万〜30万円程度、2年目以降は3万〜6万円程度です。

目に注すだけでいい「アトロピン点眼薬」

もう一つ登場してきたのが、アセチルコリン受容体のブロッカーであるアトロピン点眼薬を使った治療法です。

点眼すると毛様体筋や瞳孔括約筋がゆるんでリラックスし、散瞳、つまり瞳孔が大きく広がります。これは、まぶしくするということと同じです。アトロピン点眼薬は眼底検査や屈折検査に使われていますので、「ああ、あのまぶしくなる点眼薬ね」とおわかりになる方もいると思います。

そのアトロピンを低濃度にして長期的に注し続けると、近視の進行を遅くできる――

そのことをシンガポールの眼科医が世界で初めて報告し、大きな注目を浴びたのです。

2時間の外遊びのところでもお話ししたように、強い光が近視抑制に効果があるのではないかという仮説があります。アトロピン点眼薬も同じで、網膜に入って来る光量が増えることが関与しているのではないかといわれています。ただ、はっきりしたメカニズムはわかっていません。

低濃度といっても、0・1%くらいだと点眼をやめたとたんにリバウンドし、まったく治療していなかった人と同じくらい近視が進行してしまいます。「これでは長期治療効果がない」と一度は否定されたのですが、さらに希釈して0・01%前後の超低濃度にすると、副作用も軽減され、リバウンドもないことがわかってきました。**一度点眼すると2週間弱効果が持続します。**

低濃度アトロピンについては、現在いろいろな臨床試験が行われています。中国や台湾でも、すでに臨床現場でかなり使われています。

ただ、シンガポールなどで効いた低容量アトロピンが、米国などほかの国の臨床試験ではそれほど進行抑制できなかった例もあり、わが国でもまだ研究段階です。

大きな副作用は出ていませんが、一部の患者さんや一部の医師にとっては、小さいお子さんに長期的に薬物を投与することに抵抗がある人もいるかもしれません。

費用は1カ月2500〜4000円程度です。こちらも今は自由診療ですが、現在日本国内でも臨床試験中であり、遠からず承認が期待されています。

目にいい赤や紫の光

このほかに、香港大学が開発した軸外収差メガネも注目されています。

第1章で近視が進行するメカニズムをお話ししました。おさらいすると、メガネをかけたりコンタクトレンズをつけたりすれば、網膜の手前で合ってしまっていたピントが網膜の黄斑部中心窩まで届くようになるのはいいが、周辺部網膜では網膜を通り過ぎて目の外でピントが合ってしまう。そのことでさらに近視を進ませる「遠視性軸外収差」が起きてしまう、というしくみでしたね。

香港大学のメガネは、通常のレンズの周辺部に小さなレンズ群を配置してあります。そうすることで、周辺部の近視度数を中心部より弱くして、周辺部遠視性軸外収差の影響を軽減するように設計されています。

1枚のレンズに度数が違うゾーンを設けるという点では、多焦点レンズや遠近両用メガネと同じメカニズムです。それを子どもが使うことで近視の進行抑制効果があることがわかってきたのです。**近視の進行スピードが半分くらいになるといわれています。**

米国ではすでにこのようなしくみの「近視抑制用レンズ」が、唯一の近視抑制デバイスとして認可され、販売されています。

最新の中国の研究では、レッドライトを毎日見ることで網膜に作用し、近視の進行が抑制されるというセンセーショナルな結果が出て、世界で話題になりました。しかも、一度伸びると短くなるはずがないと考えられていた眼軸が、場合によっては、短くなることもあるというのです。

レッドライトとは低照度の赤色レーザー光で、もともとは弱視の人向けに、朝晩2回、数分間見続ける治療法として日本でもおなじみでした。残念ながら視力障害をきたす患者さんが出てしまい、現在は一旦安全性の確認をしている状況です。

ただ、今後は画期的な治療法になる可能性はあります。日本では東京医科歯科大学の大野京子教授がレッドライト治療法の特定臨床研究を実施されています。

また、私の母校である慶應義塾大学の坪田一男名誉教授、鳥居秀成専任講師のグループからは、バイオレットライトで近視が治療できるかもしれないという研究が報告されています。こちらも今後の研究の発展が期待されます。

最先端の近視研究はアジア発

ここまでお話ししてきて、どの治療法や研究も、アジアから生まれているということに気づかれたでしょうか。たいていの医療技術は、昔はドイツから、その後は米国から生まれました。コロナワクチンを含めた新しいワクチンにしても、がんの新しい治療薬にしても、圧倒的に欧米で開発されてきましたから、とてもめずらしいケースです。

これは、アジアには近視の人が多いからということももちろんですが、「近視は多くの国民にとって大きな社会問題だ」という認識がしっかりある国が多いためだと思います。台湾が外遊びにいち早く取り組んだのも、ウー・ペイチャンが自国の研究者だったからというのももちろんあるでしょうが、やはり国として、近視の啓蒙、研究に力を入れていたからこそ、素早くアクションできたのでしょう。

台湾やシンガポールは小さな国です。あらゆる医療領域で、世界最先端を走ることはできず、選択と集中をせざるをえませんでした。そこで選んだ一つが、眼科の領域だったのです。シンガポールはＳＥＲＩ（Singapore Eye Research Institute）という世界的に有名な眼科研究所を擁しており、論文数の多さも目を見張るものがあります。総論文数では米国、英国、日本などが上位ですが、単位人口当たりの眼科の論文数ではＳＥＲＩが世界第2位です。

眼科医療に国家としてコミットしているのは、**ビジネスとしてのポテンシャルが大きいと読んでいることもあるでしょう。**もし、本当に近視をなくせる方法が生み出せれば、世界から巨額の投資を引き寄せることになるのは間違いありません。

では、日本ではどうでしょう。残念ながらまだ、近視の進行抑制を効能に掲げているデバイスや医薬品さえ、認可されていません。オルソケラトロジーができる医療機関は増えてきましたが、医療保険の適用外、いわゆる自由診療です。日本も、国のリーダーが近視に真剣に取り組んでいただけることを願ってやみません。

「目の外遊び」ができるメガネ

実は、私が経営する窪田製薬ホールディングスも、アジアの一員として、近視の治療技術を開発しました。それが「クボタグラス」です。

日本の子どもたちにも、2時間の外遊びは今日からでも取り入れてもらいたい方法です。ただ、台湾のように学校の時間割に組み込まれているわけでもなく、自発的に1日2時間外で過ごすのはなかなか難しいことのほうが多いでしょう。

クボタグラスは、1日90分ほどかけるだけで、2時間屋外にいたのと同じ効果が期待できます。つまり、かけるだけで「目の外遊びができる」ような製品なのです。

1年ほど子どもに使用した方からは「毎年度が進んでレンズ交換していたのが、しなくてよくなった」「受験勉強で忙しいが、眼軸の伸びが止まった」「クボタグラスを使うようになってから、視力低下のスピードが落ち着き、メガネの度数を変えなくてよくなった。眼科の先生からも『何かしているなら教えてほしい』と言われたくらいです」といったコメントをいただいています。

私はさまざまな眼科治療の研究を行う中で、十数年前からは、黄斑変性症の薬を開発する取り組みを進めていました。

専門的なので詳細ははしょりますが、網膜にある酵素の働きを阻害すると、網膜が光を浴びたような状態になります。光が十分に目に入ってくる明順応下では、夜間の暗順応下に比べてエネルギー消費が少ないことがわかっています。すると、網膜の代謝が減り、病気の進行を予防できることがわかってきて、もともと開発していた若年性の黄斑変性であるスターガルト病のほかに、糖尿病網膜症を対象にした臨床試験も始めました。

ごくごく簡単に言えば、光を浴びることで目の病気を治すというアプローチです。

それとは別に、私には以前からおもしろいな、と思っているものがありました。米国で売られている「ブルーライトボックス」です。

ブルーライトはサーカディアンリズム（体内時計）に影響を与えることがわかっています。朝、太陽光に含まれるブルーライトを浴びると、14〜16時間後、睡眠ホルモンである脳のメラトニンの分泌を促すため、うつ病が防げたり、睡眠障害がなくなったりする効果があるといわれています。

ところがシアトルあたりだと、冬は朝10時になってもまだ太陽が昇りません。そこで起床時にブルーライトボックスを点灯して光を浴びるのです。米国ではフォトメディシン（光療法）とも呼ばれています。

開発中の薬も、ブルーライトボックスも、光を浴びる点では同じです。開発中の薬は飲み薬でしたが、それと同じようなことをブルーライトボックスのような機械でもできたらおもしろいな……。

そんなことを考えていてひらめいたのが、「光を出すコンタクトレンズ」です。糖尿病網膜症の患者さんの目に夜間、光を当てることで、網膜の酸素需要を低下させる可能性があると考えたのです。このことは、われわれのほか英国のジェフ・アーデン（Jeff Arden）博士も提唱していました。

窪田製薬はその名のとおり製薬会社ですから、コンタクトレンズを開発するのは大きな挑戦です。「せっかくチャレンジするなら、ほかの目の病気にも適応するような製品にしたい」、そう考えたとき、患者数が近年どんどん増えている近視をターゲットにするのは自然なことでした。

光で目を動かす

とはいえ、私はもともと近視だけを専門としていませんでしたので、このときから論文を片っ端から調べていきました。すると、屋外活動で外の明るい光を浴びることで近視の発症や進行を遅らせられること、場合によっては近視が治療できるかもしれないことがわかってきました。まさに「光を出すコンタクトレンズ」のコンセプトにぴったりです。

さらに調べていくと、この本でも何回かご紹介した近視悪化のしくみ――黄斑部中心窩にピントが合っていても、網膜周辺部では目の外にズレている遠視性軸外収差が問題なこともわかりました。軸外収差理論は、私が患者さんを診察していた頃にはまだあまりなかった概念でした。

遠視性軸外収差は、別の言い方では遠視性デフォーカスと呼ばれます。デフォーカスはぼやけているという意味です。私は、遠視性デフォーカスに打ち勝つ方法があると考えました。

簡単に言うと、何か刺激を与えて、周辺部網膜を手前に引っ張ることができたなら、近視を抑制し、あるいは治療すらできるのではないか、という仮説を立てたのです。

先ほどお話しした香港大学の軸外収差メガネは、周辺部の度数を中心部より弱くした製品です。ほかにも、中心部は透明だけれど周辺部には強い凸レンズを入れたコンタクトレンズや、中心部は透明で、周辺部はすりガラスのようになって周辺部の映像のコン

図表3－3　一般的な軸外収差メガネのしくみ

かける前

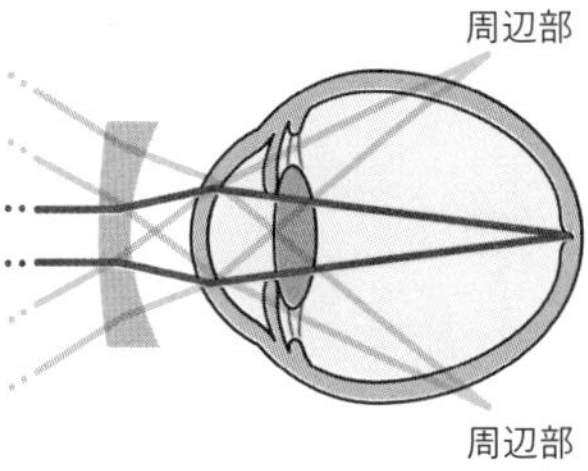

周辺部が遠視性デフォーカスの（ボケた）状態

かけたあと

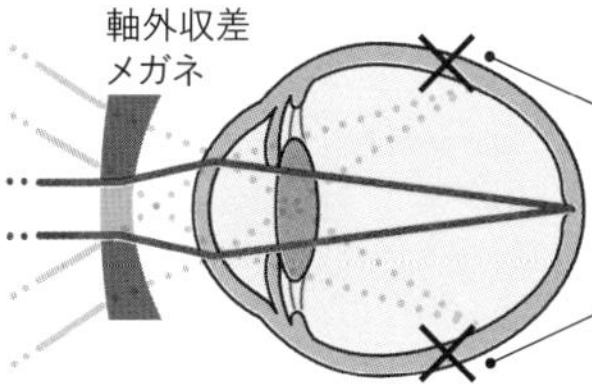

そもそも周辺部に光が届かないようにする

＝眼軸を伸ばす「原因を取り除く」という発想

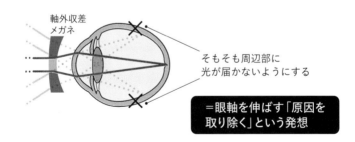

トラストを下げるメガネもあります。

いずれも、周辺部で近視を悪化させる「ボケた映像」のボケ具合を減らす、または届きにくくしようという発想です。周辺部でピントが外に合ってしまって像がぼやけているることのほうを目が〝重く受け止める〟のがそもそもの問題ならば、そのシグナル自体を弱くしたり、逆向きにしたり、あるいは消してしまおうというわけです。遠視性デフォーカスの原因をなくすことで、周辺部の網膜を奥に押し下げすぎないようにする（できれば手前に引っ張ろうとする）、ともいえます（図表3-3）。

私たちは、それだけでは不十分ではないかと考えました。もっと強力に、目を前に引っ張れないだろうか――。

ARで映像を目に映す

そこで注目したのが、AR（拡張現実）です。AR技術で、周辺部の手前に強力なピンボケ映像を投影することで、刺激を与えようと考えたのです。

どういうことでしょうか。ピントが外にはみ出た周辺部では、遠くにぼやけた画像が映っています（遠視性デフォーカス）。そこで、ピントより少し手前の位置に、近くがぼやけて見える映像（近視性デフォーカス）を映します。

すると、網膜はその映像を見に行こうとして、前へと引っ張られます。「そんなことが起きるの？」と思われるかもしれませんが、そこが目の不思議なところです。

周辺部が前に引っ張られると、つられて、真ん中の黄斑部も前に引っ張られます。

その結果、眼軸の伸びが減少したり、理想的には眼軸が短くなったりして、近視が改善するのではないかというアイデアです（図表3－4）。

さらに、屋外で明るい太陽光を浴びているような感じを再現するために、ARから出る光にも一工夫しました。青や赤の単一の光でなく、自然光と同じようなさまざまな波長が混ざった光を使うようにしたのです。結果として、かけるだけで目の外遊びができるようになると考えました。

「ARでピンボケ映像を目に投影する」というと、まぶしいんじゃないか、違和感が強いんじゃないか、目に悪くないのかなどと思う人もいるかもしれません。しかし、かけても目にはほとんど何も感じません。試しにかけてもらって、びっくりされたことが何度もあります。

図表3－4　「クボタグラス」の発想

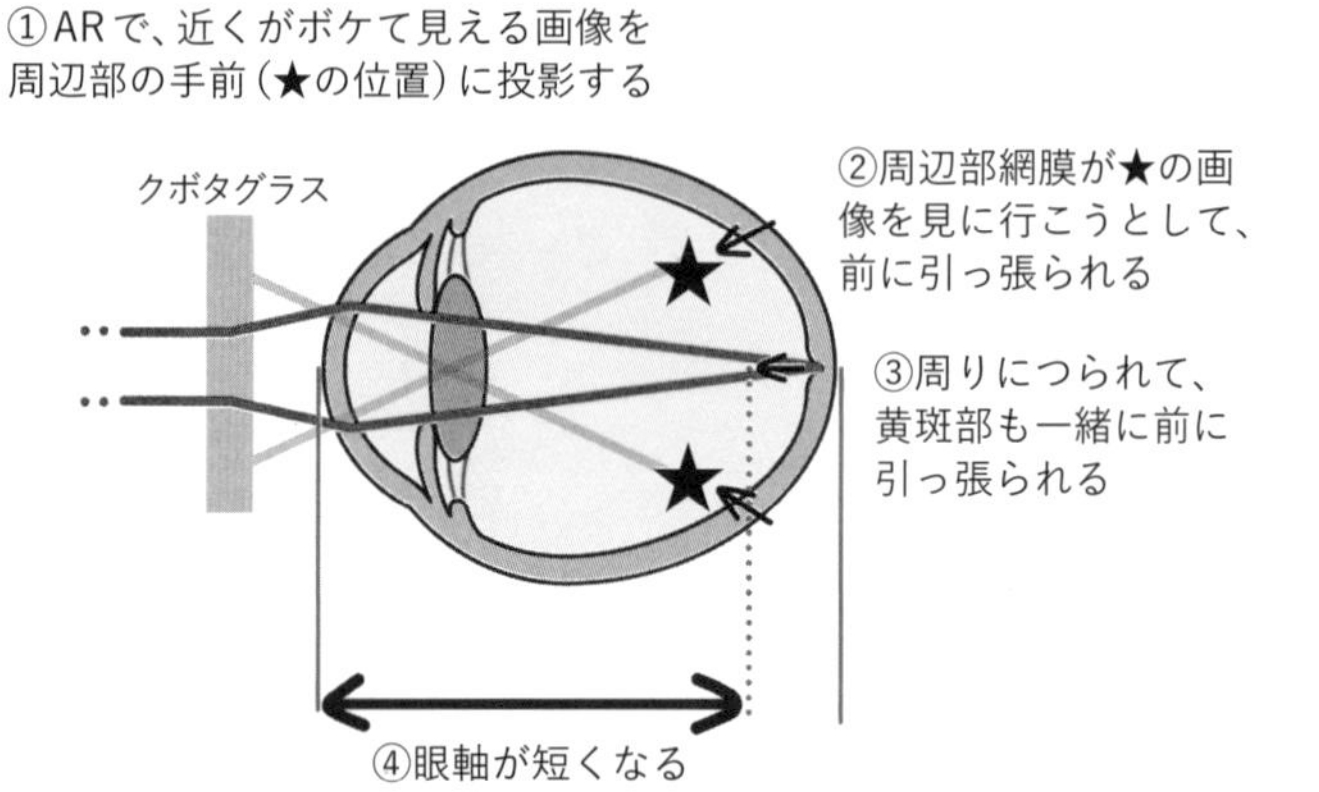
①ARで、近くがボケて見える画像を
周辺部の手前（★の位置）に投影する
クボタグラス
②周辺部網膜が★の画
像を見に行こうとして、
前に引っ張られる
③周りにつられて、
黄斑部も一緒に前に
引っ張られる
④眼軸が短くなる

＝「網膜を前に引っ張る」ことで、眼軸を短くしようという発想

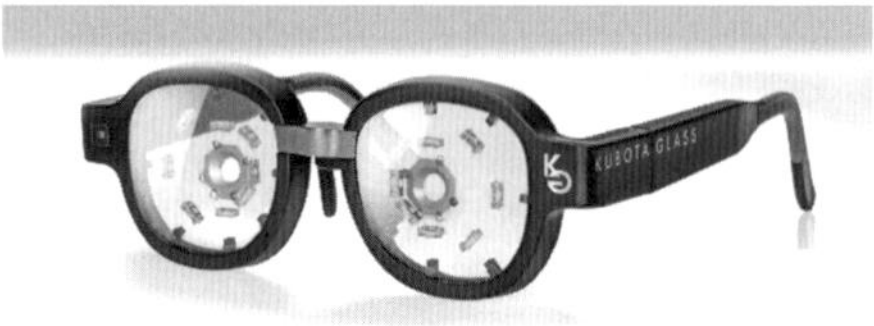
KUBOTA GLASS

クボタグラス

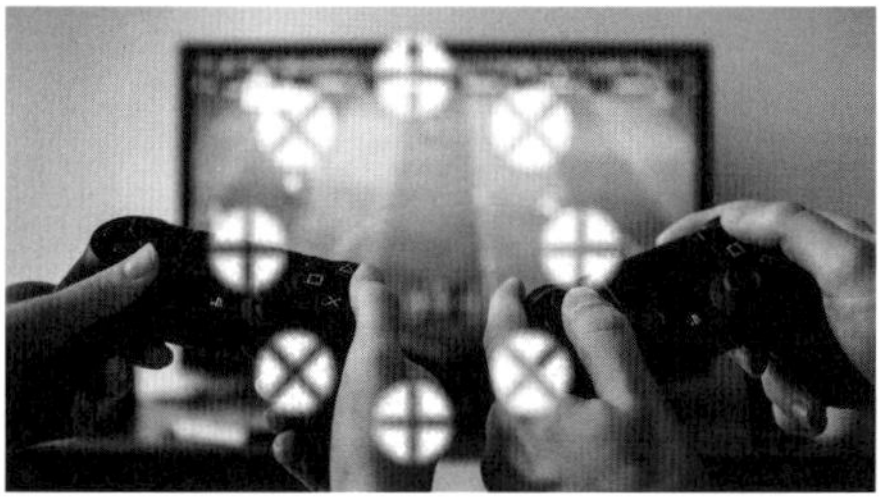

クボタグラスをかけて見える画像イメージ（見え方には個人差があります）

光の量に関しては、開発段階でさまざまな種類の映像や、さまざまな明るさの光を試しました。そもそも、ウー・ペイチャンの試験でも、晴天はもちろん、日陰にいても曇りの日でも外遊びの効果は十分あることがわかっています。「クボタグラス」の出す光も本当にささやかで、撫でているような柔らかい光です。まぶしくなると瞳孔が小さくなる縮瞳を起こさないことも確認済みです。「自然光と似た光というからどれだけ明るいかと思っていましたが、違和感がないですね」と驚かれます。

驚くほど違和感がない

しかも、光や映像が投影されるのは周辺部網膜だけです。光のまぶしさを一番感じる中心の黄斑部には投影されませんから、まぶしくなりにくいのです。

そもそも人間は、周辺視野に映っているものをあまり認識していません。たとえば喫茶店で誰かと話していて、相手の後ろに時計が見えているとします。でも、店から出てきて「奥にあった時計はどんな形でしたか」と聞かれてもわからない人がほとんどです。「横に置いてあった照明にスイッチはありましたか」と聞くと、あったかなかったかすらわからない、ということもよくあります。

逆に、周辺視野は動いているものをとらえやすくできています。ウエイターさんがこちらに向かってくるといった動きには敏感です。

第2章でお話しした、夜空の明るい星と暗い星のことを覚えていらっしゃるでしょうか。周辺部は解像度は低く感度は高いという話です。今のたとえで言えば、解像度が低いために奥にあった時計の形はわからない一方で、感度は高いのでウエイターの接近には敏感、ということになります。

こういった特徴から、**「クボタグラス」は動かない映像を周辺部に投影しています。**そういう意味でも、ほとんど違和感がないのです。

1時間もすると変化が表れる

ARのコンセプトに自信を得た私たちは、まずメガネ型の試作機を作り、明るさや、投影する映像、色、距離など、さまざまなパラメーター（変数）を試したあと、それをもとに微細加工が必要な「光を出すコンタクトレンズ」の大量生産に移ろうと計画しました。

メガネ型は条件設定をするための試作機という位置づけだったわけです。ただ、研究が進むにつれ、**「小さな子どもはコンタクトレンズよりメガネのほうが使いやすいな」と実感し、それならメガネ型デバイス自体を製品化しようと軌道修正しました。**２０１９年のことです。

まず作ったのは、据え置き型の大きな投影装置です。機械にあごを乗せてもらい、目の前のスクリーンに投影されたピンボケ画像を見てもらうというやり方で試験を開始しました。

医療機器の開発は一般的にそうですが、最初は大人を対象に臨床試験を行います。医薬品も、まずは成人男性から行うことが倫理面からも推奨されています。倫理委員会に臨床試験のプロトコルを出して確認してもらって、許可を得なければ、臨床試験を始めることすらできません。

私たちのときも、もう成長期も終わり、目の形もほぼ固まったと考えられる健康な成人で試験をして、安全性を確かめたあとでなければ、子どもの試験はできませんでした。

そこでニューヨークで成人を対象に、最初の臨床試験を行いました。

試験を始めて1時間ほどもすると、脈絡膜の厚さの変化が表れ始めたのです。

もう少し詳しくお話ししましょう。網膜の後ろにある脈絡膜は、スポンジ状の血管層で、血流が増えると厚みを増します。逆に血流がなくなると薄くなります。そうやって、体温や血圧のように1日の間に厚くなったり薄くなったりしています。

専門的なことを言うと、絶対的な脈絡膜の厚さと血流量には必ずしも相関関係がないといわれていますが、網膜の位置が数十分で急速に変化するのは、血流の変化によるものだと考えられています。

いずれにせよ脈絡膜が厚くなったり薄くなったりを繰り返す中で、厚くなった瞬間には、数十ミクロンという単位ですが、眼軸が短くなることがわかってきました。脈絡膜が厚くなると同時に、網膜が前方に移動するからだと考えられています。

長期的な効果も確認

ですから、私たちの試験で脈絡膜がみるみる膨らんだときには、感激しました。

とはいえ脈絡膜が一時的に分厚くなったとしても、翌日には元に戻ってしまえば意味はありません。

身長も朝起きたときが最も伸びていて、夕方になると重力で椎間板がやや押しつぶされて少し小さくなります。寝ている間に回復して、翌日の朝にはまた伸びています。これは単なる日内変動レベルの話であり、本当の身長の変化とは異なります。それでも成長期にはこのような日内変動を超えた変化が積み重なって、身長が伸びるわけです。

脈絡膜も、日内変動を超える変化が繰り返されてはじめて、目の最も外側にある強膜（コラーゲン繊維でできた硬い殻皮）が変化し始め、そのことが眼軸長の伸びを抑制すると推測されています。伸びの抑制どころか、ベストケースでは眼軸長が短縮されるのではないかという予測もあります。

そこで長期的な影響を確認するために、週3〜5日のペースで4カ月間にわたる試験を始めました。ちょうどコロナ禍の時期で、記憶にある方もおられると思いますが、ニューヨークは医療崩壊をきたし大混乱でした。にもかかわらず、しかも忙しいスケジュールの中、20代から30代の若者たちが、大きな据え置き型装置の前に毎回1時間半、じっと座り続けてくれたのです。

本当にありがたいことでした。でも、こういう人たちがいるからこそ、科学は進んでいくのです。

どんな結果が出るのか、怖さもありました。成功確率が3万分の1といわれている医薬品の開発でも、みんなが間違いなく成功すると思っているのに失敗してしまうケースも多い世界です。

結果は成功でした。右の目に映像を投与して、左の目には投与しない状態を続けた結果、**明らかに右目の脈絡膜が厚くなり、眼軸が左目の眼軸より短く、成長速度が遅くなっていました。**一過性の変化ではなく、継続的に変化していることが確認できたのです。

当初は安全性の確認を主眼としていた成人向けの臨床試験でしたから、眼軸の成長が終わっている大人で効果が得られるとは、密かに期待はしていましたが、やってみなければわかりませんでした。これはやはりうれしかった。雄叫びをあげる気持ちでした。

この成果は、科学誌『ネイチャー』が出している『サイエンティフィック・リポーツ』に、私が筆頭著者となって論文として発表しました。この論文は現在でも、SNS上での反応が世界の論文の中で96パーセンタイル、つまりトップ5%に位置しており、非常に高い注目を浴びています。世界で初めての発見でした。2021年のことです。

大人への効果にも期待

近視の進行を防ぐ技術であるオルソケラトロジーやアトロピン点眼、軸外収差レンズなど、今ある技術のほとんどは、近視抑制率が約50%です。これは近視の進み方が半分になる、ということです。マイナス0・5Dずつ近視が進み、毎年メガネを替えなければいけなかった人なら、2年に1回で済むようになります。

一方、「クボタグラス」は、6カ月の短期データですが、その抑制率が101%となっています。もちろん大規模試験で証明されるまでは確定的なことはいえませんが、**101%ということは、まったく変化しないか、わずかに視力が戻ってくるということになります。**

変化しやすい子どもの目では、少数例のパイロット試験ですが、143%の大きな効果が得られる可能性があることも最新の研究でわかってきています。今までの治療法とは、まったく違うことがおわかりいただけると思います。

現在、台湾で長期試験を行っており、アトロピンとの併用も試しています。将来的には、アトロピンやオルソケラトロジーとの組み合わせでさらに効果を高めることも検討していきたいと考えています。

なお、大人でも近視が進んでいる人がいるとお話ししましたが、オーストラリアの最新の研究では、屋外活動は大人の近視抑制にも効果があることが報告されています。

つまり、近視の大人でも「クボタグラス」をかけることによって、良い効果が見られるケースもありえます。現在は20〜30代のデータしかありませんが、もっと上の世代だとどんな結果になるのか、楽しみにしているところです。

ちなみにこれはあまりエビデンスがないので、参考程度に考えていますが、50代で購入された方が使うと「目の疲れが取れる」とおっしゃる方がけっこういます。もしかすると脈絡膜の一過性の血流増加や網膜の前方移動に、目の疲れを軽減する働きがあるのかもしれません。こちらも今後研究を進めていきたいと考えています。

「クボタグラス」を1日1〜2時間かけるだけで

さて、米国での試験で効果を確認した私たちは、今度は、据え置き型装置の機能をメガネに落とし込む挑戦をスタートさせました。これには億円単位の投資が必要で、開発も簡単ではありませんでした。

レンズの表面のカーブの具合一つとっても、きわめて高い精度でないと、網膜のちょうどいいところに映像が投影されません。しかも、パーツを組み立てるときに使う接着剤の量が数十マイクロℓ違うだけで、ピントの位置がズレたりします。

特に、開発当初はこのデバイスを一日中使う必要が生じる可能性があると考えていましたので、なるべく普通のメガネと同じようなデザインにしたいと思っていました。子どもが使うものですから壊れにくく、安全で、軽くすることも重要でした。

ただ、研究の過程で、1~2時間の装用でも効果があることがわかってきて、開発のしやすさが格段に上がりました。短時間しかかけなくてもいいなら、その時間だけ耐えられるものを作ればいいわけです。

最近は、もしかしたらもっと短い時間でもいいのではないかと考え、研究しています。そうなると、もっと使いやすくなることでしょう。ちょっとかけるだけで済めば、こんなに便利なことはありません。

「クボタグラス」は無事完成し、2022年に発売しました。米国では「クボタグラス」は子どもでも安全に使える基準を満たしているということで、すでに医療機器として登録されています。また、最も高い安全基準が必要とされる小児用メディカルデバイス認証であるＩＳＯ１３４８５を取得し、高い精度で生産されています。

現在は一人ひとりの度数や顔の大きさに合わせてオーダーメイドで作っており、１つ77万円で販売しています。

将来的には汎用品も開発したいと考えています。また、ニーズが高まって、大量生産ができるようになれば、価格を下げていくこともできると考えています。

香港や上海からも買いに来ている

現在、「クボタグラス」を買ってくださっているのは、成人の方々、中でも50代以上の方たちが半分を占めます。近視抑制の効果を求めているというより、目に良いことをしたい、目を散歩させるようなことをしたいという方もいらっしゃいますし、先述したとおり疲れがとれると感じて使っている方もいらっしゃいますし、メガネのレンズ交換が不要になったとおっしゃる方もいます。

また、購入者の多くは技術リテラシーの高い方です。メカニズムを十分理解したうえで「これはおもしろい」ということで、購入いただいています。

実は国政を担っている政治家の人たちにも、関心を持ってもらっています。ちょっと前には、河野太郎さんや平将明さんが、みずから着用している写真をSNSにアップしてくださいました。

ほかは、東アジアからの旅行者の方々です。多くは、子どもにかけさせたい、と買っていかれます。オルソケラトロジーや点眼療法は、子どもが嫌がるし、親御さんのほうにも不安があるというのです。香港、シンガポールや中国本土から、わざわざ日本に買いに来られます。ドバイの方もいらっしゃいますし、最近ではオーストラリアからも注文がありました。

今のところ海外では広告も宣伝も一切していませんが、技術やデータをかなり調べ上げて購入いただいているようです。おそらく私の論文や日本のメディアのニュースの海外版で見つけたのだと思います。そうした情報を、丹念にチェックしているのでしょう。先にも紹介した『サイエンティフィック・リポーツ』に提出した論文のタイトルは「設置型のオーギュメンテッドリアリティデバイスによる近視進行の抑制」で、今でもどなたでもネットで読むことができます。

2022年には、オランダの国際近視学会で初めて研究成果を発表しましたが、会場は満席でした。国際学会でもあまり人の集まらない演題もある中で、多くの人に興味を持ってもらえたのだと思います。

もちろん、まだまだ慎重に開発を進めなければなりませんし、もっともっと臨床試験の数が増えていかないといけないと考えています。

特殊な人にだけ効く魔法のようなものではなく、誰がやっても再現性があって、科学的なものでなくてはいけません。「クボタグラス」は今、まさにそれを確かめるフェーズにあります。

〝異端〟だからこそ

私は網膜疾患や緑内障など目に関する基礎や臨床の研究こそ続けてきましたが、もともとは近視に特化した専門家ではありません。

世界には、それこそ近視一筋で数十年という研究者がたくさんいます。みな若い頃から切磋琢磨しあってきたコミュニティに、いきなり異端の人間がポンと現れて、こうしたデータを出しているのは、少し驚きを持って受け止められていることは自覚しています。

私は個人的に興味を持ったために、研究を始めたわけですが、そんなにパッと興味を持ったから、パッとやってみるという人は、世界にもあまりいないかもしれません。しかし、私はさまざまなものに興味や関心があるのです。幸運にもそのような機会に恵まれて大変感謝しています。

思い返せば、緑内障の遺伝子を発見したときも、まだ駆け出しの大学院生でした。緑内障は研究者の数が多く、当時世界中のベテラン研究者が競争していましたので、目指してはいたものの、まさか自分が一番乗りに遺伝子を発見し、ミオシリンという名前をつけられるとは考えてもいませんでした。私は運が良いのかもしれません。

「クボタグラス」は台湾でも臨床試験を開始しました。世界で最初に外遊びの重要性を発見した〝近視研究の中心地〟でのチャレンジです。世界ナンバーワンクラスの近視の専門家たちが、普段診療している子どもたちを対象としてぜひ臨床試験をやりたいと言ってくださり、試験が実現しました。私たちの技術を高く信頼してくださっているからにほかならず、とてもありがたいことです。台湾で、世界トップクラスの第三者機関からの論文が出て成果が認められれば、大きな信用につながると期待しています。

台湾や中国の方々は、新しい近視の技術に飛びついてきます。可能性があったら、追求する。こと著名な近視の研究者となると、まだまだ開発段階の最新の技術であっても、科学的根拠がしっかりしていれば、何でも試してみたいと考えているようです。自分が試して、プライドにかけて最初に結果を証明してやる、白黒つけてやる、くらいの勢いがあります。

日本でも、少しずつではありますが、臨床試験を計画しています。米国人については効果を論文にできたわけですが、人種も生活環境も異なる日本人に効果が出るのかどうかも少しずつ明らかにしていきたいと考えています。

日本のある国立大学も強い関心を持ってくださり、「この技術で世界が変わるかもしれない」「世界的な技術だから、日本でやらないといけない」と、一緒に臨床試験をやりたいと言ってくださいました。国に臨床試験のための補助金を申請いただいたのですが、残念ながら通りませんでした。今後も引き続き努力していきたいと考えています。日本発で、世界を救える技術になることができたらうれしいかぎりです。

日本も少しずつ動き出した

日本では近視に対する危機感が薄いとお話ししてきましたが、最近になってようやく、近視抑制に向けた機運が高まってきた印象があります。

文科省が眼軸長の調査に乗り出したのもその一つです。おそらく今後、国としても何らかの取り組みを始めようとしているのだと思われます。

私がぜひ検討してもらいたいのは、眼科クリニックやメガネ販売店に「子どもの目は屋外活動で近視を抑制できます」というポスターを貼ってほしいということです。歯科には「虫歯を予防しましょう」というポスターがよく貼られています。すばらしい取り組みだと思います。目も同じようにすれば、人々の意識は一気に高まると思います。

微力ながら、私たちも「ZERO Diopter Project（ゼロ・ディオプター・プロジェクト）」をスタートさせました。矯正を必要とせず、裸眼でクリアにものが見える世界を目指した啓蒙活動です。

私たちの趣旨に賛同してくださる方々が多かった東京・豊洲エリアから展開していく

計画です。品川女子学院、東京アニメ・声優&eスポーツ専門学校といった学校関係者の皆さんからも関心を寄せていただいています。さらに、2024年3月23日放送のTBS「報道特集」でも近視が詳しく取り上げられました。私も後半登場させていただいています（https://www.tbs.co.jp/houtoku/archive/20240323_2.html）。少しずつですが、日本でも関心が高まっています。

先ほど少し触れましたが、最近オーストラリアで行われた研究によると、屋外活動は大人の近視抑制にも効果があると報告されました。私たちも大人での効果を確認していますが、ほかの研究機関からも同じような報告があって大変うれしく思っています。ちなみにオーストラリアも最先端の近視研究が盛んな国の一つです。

目の健康寿命にもっと関心を

原始時代の人たちは、ケガによる出血や、感染症、事故などで多くが亡くなっていました。現代では、生活習慣病やがんによる死亡が増えた時期もありましたが、ケガなどはシートベルトやヘルメットなどの安全対策で軽減し、感染症にはワクチンがどんどん開発されています。今は生活習慣病によく効く薬も増えましたし、がんになってもきちんと治療すれば、その後長生きする人も多くなりつつあります。

人間は、超長寿になったのです。あとに残された課題は、健康寿命をいかに延ばすかではないでしょうか。

すでに高齢者の方々は、健康寿命を延ばすために、足腰を鍛えたり、脳の認知機能を維持したりするために努力されています。しかし、それだけでは十分ではありません。目や耳などをどう長持ちさせるかにも、もっと注目して欲しいと思うのです。こうした感覚器官の健康寿命については、まだまだ意識が低いのではないでしょうか。

年をとっても緑内障にならないようにする、難聴を防ぐといったことは、高齢者の生活の質を左右します。今後はそのための研究も進んでいくでしょう。医療側は最新かつ正しい情報と知識を提供することが必要ですし、患者さんの側もそうした情報と知識をどんどんアップデートしていくことが欠かせません。

私は近視は病気だと考えていますが、もちろん近視の程度によって、心配する必要のないものもあるし、要注意のものもあると考えています。

今は病気として確立したドライアイですが、20~30年前には、目が乾いた状態になることは理解されていても病気としてはとらえられていませんでした。このように、医学の歴史においてはまず医学的に異常な状態が認知されて、研究が進んで、のちに病気であると理解されるようになるものが少なくありません。病気と認識されるからこそ、治療法の開発が加速され、結果的に患者さんの助けになります。

近視が病気だとしても、必ず治療しなければならないというものではありません。ようすを見るのも一つの選択です。ただ、必要なときに治療できるオプションが用意されていることは良いことではないでしょうか。「近視を病気にしたら医療費が増える」という意見もわかりますが、早期治療すれば長期的には緑内障や白内障の発症も減らせるのですから、トータルでは医療費の抑制につながる可能性があるはずです。

ちなみに、近視の治療に関する情報などを詳しくお聞きになりたい場合は、「近視.com」のホームページに掲載されている近視専門クリニックに問い合わせしてみるのもいいと思います。

「原始時代」に近づくことが目にはいい

昔のライフスタイルは理にかなっていた

原始時代には、事実上目のいい人しか生き延びて子孫を残せなかったことはすでにお話ししました。人間同士の関係作りにおいても、捕食するのにも目がとても重要だったからです。その意味では、**原始時代に生きていた人たちの環境に近づけることが、目にも、また体にも良いことなのだと私は考えています。**

人間の進化は100万年単位で起こるものです。人類の歴史の中では、サルとヒトが分かれたのが200万〜1000万年前と考えられていますが、1万年前から定住して生活するようになり、5000年前に農耕が始まったと考えられています。今のような文明あるいはライフスタイルになってから、まだせいぜい1万年から5000年しか経っていません。100万年以上の人類の歴史の中ではわずかな時間になります。

人類の歴史の大部分はジャングルに暮らし、洞穴や洞窟に住んでいました。それが人間にとって、最も自然な生き方です。魚を獲り、動物をつかまえ、木の実や野菜、果物をとったりする。お腹が空いたら何か食べたいけれど、食べられないことのほうが多い。たまたま獲物が獲れたら食べて、あとはずっと飢餓状態でした。

そしてちょっとでも食べたら、絶対にこのカロリーを体の外に出さない、と効率よく吸収する人が生き延びてきました。「私はどれだけ食べても太りません」という人は、原始時代なら栄養失調になってしまったかもしれません。

1日3食決まった時間に、お腹が空いていようが空いてなかろうが食事をすることは、人類の進化の過程では想定外のことです。ですから糖尿病や脂質異常症になる人が増えました。定住民族になって、塩漬けにしたら食べ物の保存が利くとわかってからは、摂取する塩分濃度が上がり、高血圧になる人も増えました。

食事制限すると調子が良くなる

「12時にお昼ご飯を食べる」というのも、超人工的なライフスタイルです。近代工業化によって、大量生産を行う労働集約型の産業が起こりました。みんなで同じ時間に働き、順番にご飯を食べないと製造ラインがうまく回らない。一人で勝手に好きな時間に食べるわけにいかなくなってしまいました。本来は、お腹が空かない人は、1日1食でもいいかもしれないのに、です。

一回の食事の量も増え、お腹いっぱい食べることが普通になっています。特に外食すると、たくさん食べる人に合わせた量が盛られてきて、つい食べ過ぎてしまうことも少なくありません。あれは顧客満足度を損なわないためなのでしょうか。

最近流行のファスティング（断食によるダイエット法）をすると調子が良かったりするのは、私たちの体に原始時代の記憶があるからかもしれません。食べるカロリーを制限するカロリーリストリクションをすると、あらゆる動物で寿命が延びることがわかっています。

もちろん極端に栄養状態が悪くなると、成長段階だとうまく成長できなかったり、大人であれば免疫状態が低下したり、ほかの問題が生じたりしますが、少なくとも管理された環境で飼育されている実験動物では、カロリー制限による寿命の延長効果が確認されています。

目も同じです。原始時代、目が悪かったら魚や動物をつかまえられないし、木の実も見つけられないし、危険な動物から逃げることもできない……。そんな状況で、人間は暮らしていたのです。目が進化の過程で、遠くを見ている状態が一生にわたって長く保てるように設計されているのは、それが必要だったからです。

近視になるようになって、白内障だ、緑内障だ、網膜剝離だといった病気が起こりやすくなった。負のオマケまでついてきてしまったのです。

そもそも、日本でもほんの100年ほど前までは、平均寿命は50代でしたので、老眼や緑内障、白内障になる前に亡くなっていたということもありますが。

第4章

意外に知らない「目の病気」

近視で発症リスクが増える

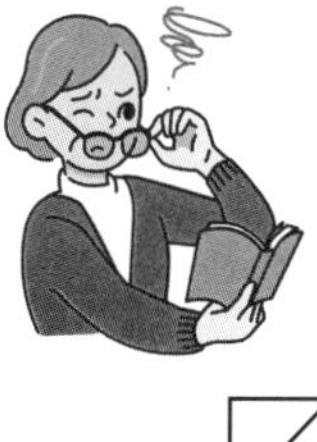

加齢で水晶体が濁っていく「白内障」

ここからは、近視によって将来の発症確率が上がると考えられている目の病気や、そのほかにも最近増えてきている目の病気について、さらに詳しくお話ししていきましょう。

まずは「白内障」です。

目も臓器です。ほかの臓器と同じく、年齢とともに性能が落ちていかざるをえません。水晶体は少しずつ固くなるだけでなく、濁ってきます。

目の中でレンズの役割をしている水晶体は、卵の白身と同じです。生まれたての赤ちゃんのものは透明のプルプルしたゼリー状で、とても柔らかい状態です。加齢とともにタンパク質が変性してだんだんと固くなり、80代、90代となると、ひどい場合は茶色いマロングラッセのようになってしまうことがあります。**一生をかけて生卵がゆで卵に変わっていくようなものです。**

生卵の白身が透明なのは、タンパク質が規則正しく並んでいるからですが、ゆでるとその構造が破壊されて乱雑になり、白濁して固くなります。角膜や水晶体も、コラーゲン分子やクリスタリン分子といったタンパク質が規則正しくきれいに並んでいる間は、透明です。ところが、紫外線を浴びたり喫煙したりすることで活性酸素が発生したりして、変性を起こすと、どんどん濁って白くなっていってしまいます。

特殊な白内障の一つに、ガラス工白内障というものがあります。ガラス職人の方々が、熱い溶けたガラスが発する赤外線を浴び続けることで、白内障が加速するといわれています。赤外線は要するに熱ですから、まさに水晶体が熱変性を起こしてしまうわけです。まさに、ゆで卵と同じことが目でも起きていることになります。

白内障に薬はない

初期の水晶体の硬化ではいわゆる老眼という状態で、遠近調節がしにくくなります。少しずつ近くが見にくくなり、ついには水晶体の弾力性が完全になくなってしまいます。最終的には、霧の中にいるような感じで、「つねに曇りガラスを通してものを見ている感じがする」とか、極端な場合は「明かりが点いているかどうかくらいはわかるけれど」……そんな状態になります。

白内障の進行に伴って視力が少しずつ落ちていきますので、玄関のすぐ脇にクモの巣が張っているのに気づかなかったり、壁のシミも見えなかったり……やがてゴミが落ちているのにも気づけなくなり、家が汚くなっていくことも多いようです。

ひどくなると、瞳が白く濁っているのが他人からもわかります。白内障になった高齢の犬の目が真っ白になっているのを見たことがある人もいるかもしれません。

残念ながら、こうなった水晶体は現在の技術では元に戻すことができません。本質的な治療薬もありません。われわれを含め開発はさまざまにトライされてきましたが、今のところ成功しているものはありません。ゆで卵を元の生卵の状態に戻すのは相当に難しいということです。

ちなみに、暗いところで見にくくなったり、細かなものが見にくくなったりするのは、視細胞の密度が年とともに少しずつ減っていってしまうことも影響しています。脳細胞も視細胞も、中枢神経の細胞には再生能力がありません。オギャーと生まれたときがピークで、あとは減る一方です。

白内障は手術で治すことができる

第2章でお話ししたとおり、グローバルで見ると、失明原因の第1位は白内障です。医療が遅れていて手術ができない国が多いためですが、日本をはじめとした先進国では手術で治る病気になっています。手術で眼内にレンズを入れるオペです。水晶体の濁ったものを超音波で吸引して、そこに6・5㎜前後の小さなレンズを入れます（図表4－1）。

言ってみればレンズをまるごと交換するわけですから、もやが晴れてくっきりと見え

図表4－1　白内障の手術のしくみ

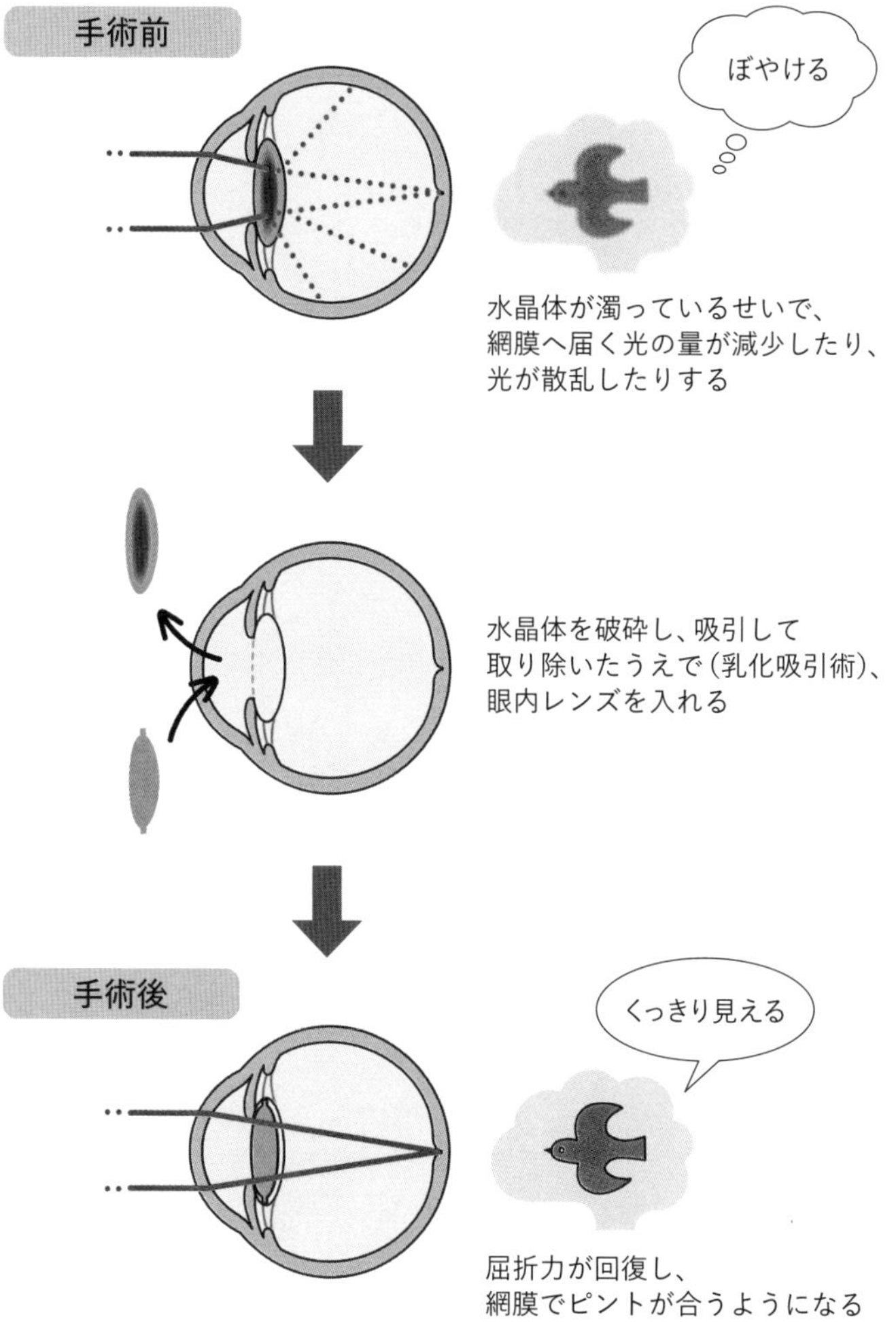
手術前
ぼやける
水晶体が濁っているせいで、
網膜へ届く光の量が減少したり、
光が散乱したりする
水晶体を破砕し、吸引して
取り除いたうえで（乳化吸引術）、
眼内レンズを入れる
手術後
くっきり見える
屈折力が回復し、
網膜でピントが合うようになる

るようになります。手術の満足度はとても高く、「世の中はこんなにきれいだったのか」と感動する患者さんも多くいます。「でも、今まで気づかなかった家の壁や自分の顔のシミまで見えるようになって、がっかりした」なんていうのも、よく聞く笑い話です。

白内障の手術は50年ほど前から行われています。もともとは航空機のパイロットの〝事故〟がきっかけでした。パイロットの目に透明なコックピットカバーの強化プラスチック破片が刺さったにもかかわらず、炎症反応が少なかったことで、目に移植できる透明な素材が見つかったのです。

今はシリコンやアクリル製に置き換わっています。昔は1時間前後かかった手術時間も、技術の進歩によって今では10分ほどで終わります。

濁ったものを小さな切開創から吸引すると言いましたが、かつては大きく切開して、濁った水晶体をそのままるごと取り出す必要がありました。傷が大きいので回復するのに時間がかかりましたし、うまく傷を縫合しないと乱視になったりもしました。今は目の水晶体の一番外側の袋のような部分の中で分解して、粉々にしてから吸い出す乳化吸引術が一般的です。

白内障手術は「簡単」ではない

日帰り手術も一般的になってきて、「白内障の手術なんて簡単だ」と言われることもありますが、実は技術的には簡単ではありません。

内臓のオペでも、広い視野が取れる開腹手術に比べて、細い管のような装置を小さな穴から入れる腹腔鏡手術は医師にとって難しいものです。同じように、小さな傷口から管を入れて水晶体を乳化吸引するには、熟練された高度なテクニックが必要になります。

細い針のようなノズルがついた装置で、水晶体の袋を残して中身だけ吸引しなければなりません。袋を残さないと人工レンズが入れられないからです。残した袋に、小さく折り畳まれたレンズを、細いパイプ状のインジェクターで移植します。ただ、超音波のかけ方が強すぎるとか、患者さんの体質によっては袋が壊れてしまうこともあります。

袋が壊れた場合は、人工レンズを直接、目に縫いつけて固定しなければならず、手術時間も長くなってしまいます。破れた袋から水晶体の一部が硝子体に落下したりすると、より大がかりな手術をして除去する必要もあります。

ちなみに後発白内障といって、水晶体の袋が手術後に濁ってしまい、レーザーで切開しなければならないことがあります。切開したあとは、普通は再び濁って見えなくなることはありません。

白内障手術はいつ受けたほうがいいか

こうした合併症は、熟達した眼科医であればめったに起こることはありませんが、ゼロにはなりません。それもあって、必ずしも白内障手術をしなければならないというわけではない、と私は考えています。手術が絶対ありきではないということです。

どこまで視力が落ちたら手術を決断するかは、その人の生活スタイルにもよるでしょう。激しく目を使うような生活なら、早く手術したほうがいいでしょう。外に出るのは散歩くらいでのんびり過ごしているなら、視力が下がっても、大きな負担をかけてまで手術をする必要はないかもしれません。

私は必ず、何人かの先生に聞いてみてほしいと伝えています。三人聞いて、三人とも手術したほうがいいということであれば、したほうがいい。そうでないなら、きちんと理由を聞くことです。

一方で、あまりに白内障が進むと、手術がしにくくなるフェーズがあることも知っておいたほうがいいかもしれません。水晶体が固くなりすぎると、超音波の出力を相当に高めないと水晶体の中が砕けないので、周辺組織を壊すことがあり、目に障害が出るリスクが高まるためです。

また、網膜の状態によっては、見え方がそれほど悪くなくても、早めの白内障手術をすすめられる場合もあります。水晶体が濁るにつれ、外から目の中を見るのが難しくなって、眼底検査や、レーザー光線による治療がしにくくなることがあるためです。そういう意味では、水晶体が濁ったままにしていると、十分な眼底検査ができないことで、何らかの網膜疾患を見落とす可能性もあります。

さらに言えば、白内障が進みすぎてからの手術だと、事前の検査だけでは目の状態の全容がよくつかめませんから、オペをしてみて網膜の病気がわかって「せっかく白内障を手術したけれど、期待したほどの視力が出なかった」というケースも起こりえます。

白内障は、50代を過ぎたあたりから始まります。50代の人にはほぼ何らかの白内障の症状があると思ったほうがいいでしょう。防ぎようはありません。どのくらいのスピードで進むのかの予測も困難です。

長時間にわたって外にいる人、太陽に激しく暴露されさまざまな波長の光をたくさん浴びて酸化ストレスがかかっている人、そしてお話ししてきたとおり近視である人……そうした人は、白内障になるおそれも高まると考えられています。ほかにも遺伝的要因、外傷の有無、糖尿病の有無、喫煙の有無も関係があることがわかっています。

単焦点レンズと多焦点レンズ、どちらがいい？

白内障手術をする際、「単焦点（固定焦点）レンズか多焦点レンズか、どちらにしますか」と聞かれることがあると思います。

多焦点レンズによる白内障手術は長らく全額自己負担でしたが、2020年から一部選定療養の対象となりました。選定療養とは、レンズ代は自己負担、手術代は健康保険で行うというものです。そのため、「多焦点も検討してみようか」という方が増えているようです。

単焦点は読んで字のごとく、近くか遠くかどちらかにピントを合わせるレンズです。

ゴルフでたとえるなら、飛んでいくボールがはっきり見えるように遠くにピントを合わせるか、打つ前のボールがしっかり見えるように近くにピントを合わせるかの違いです。新たに目に入れるのは、若い頃の水晶体のように柔らかくて調節力があるものではなく、ハードコンタクトレンズのようなプラスチックのレンズですので、一度入れたらピントを変えることはできません。

近くにピントを合わせると、遠くを見るために普段からメガネが必要になります。近視の方には違和感が少ないかもしれません。遠くを見るときはメガネをかけ、近くを見るときは裸眼で、という生活に慣れているためです。

もともと近視の方には、軽い近視になるレンズを使うのが一般的です。

ただ中には、白内障手術を機に長年の近視ときれいサッパリおさらばしたい、裸眼で運転したい、相手の顔がちゃんと見えるようになりたい……という人がいます。そういうときは遠くにピントを合わせることになりますが、今度は手元が裸眼で見えにくくなります。なかなか難しいところです。

一方、遠くにピントを合わせた場合、車の運転や映画のスクリーンを見たりするにはいいですが、手元で本を読んだりスマホを見たりするには老眼鏡が必要になります。いわゆる年を取っても目のいい人――遠くは裸眼でちゃんと見えていて、近くを見るときに老眼鏡をかけていた方にとっては、こちらのほうが違和感がないかもしれません。

遠くか近くかはっきり決められない、普段の生活をなるべくメガネなしで過ごしたいというざっくりした希望の人は、近くと遠くの間に合わせる選択もあります。遠くも近くもそこそこ、だいたい見える状態にするわけです。これですとパソコンやカーナビの画面、料理をする手元などはメガネが必要ないことが多いようです。軽い近視だった人にも違和感が少ないかもしれません。ただし、あくまで遠くも近くもそこそこにはなります。

どんどん進化する眼内レンズ

最近は遠近両用の多焦点レンズも出てきています。その名のとおり遠距離と近距離、どちらにも焦点が合うよう作られています。いわば、打つ前のボールも飛んでいくボールも見える。遠くも近くもメガネの必要性を大幅に減らすことができます。

種類もいくつかあります。近くと遠くが見えるけれど中間はメガネが必要なタイプ、遠くと中間は見えるけれど手元を見るときには老眼鏡が必要なタイプ……。近くも遠くも中間も見える「3焦点レンズ」「5焦点レンズ」も出てきました。

眼内レンズの技術開発は日進月歩です。従来の多焦点レンズは、回析型や屈折型という構造が主流でした。回析型は、回析の原理を用いて、外からの光を遠くと近く（3焦点なら中間も）に振り分けます。

ただ、3焦点なら3カ所、5焦点なら5カ所に光を割り振るため、それぞれの箇所での光の情報量は少なくなります。その結果、コントラスト感度が低くなったりします。白黒はっきりしたものは見えるけれど、淡いグレーの濃淡は見分けづらくなるという状態です。暗いところでグレア（光がぎらついて見える）やハロー（光の周りに輪が見える）が生じやすくもなります。

屈折型は、レンズに遠方用のゾーン、近方用のゾーンを設ける発想です。遠近両用メガネのイメージですね。こちらも、光を遠方・近方で振り分けるため、コントラスト感度は低めで、ものが二重に見えることがあります。

最近では、焦点拡張型（ＥＤＯＦ）というタイプが登場しています。見える範囲を広げる構造になっていて、多焦点というより連続焦点というイメージです。コントラスト感度も比較的良好で、グレア・ハローも生じにくいといわれています。ただ近くはやはりそれほど見えやすくないようです。

一見、最新型のほうがいいように思えますが、必ずしもそうではありません。単焦点も多焦点もそれぞれに一長一短があり、年齢やその方のライフスタイル、性格に合わせてレンズを選ばないと満足度が下がることがあります。

眼科医のように細かい仕事をする人はいまだに単焦点が多数派です。いずれにせよ、主治医とよく相談し、自分に合った選択をしていただきたいと思います。〝最後はやってみなければわからない〞のが現在の課題です。今後はARデバイスなどで手術後の見え方のシミュレーションができるようになるかもしれません。

なお、すでに単焦点レンズを入れた目に、さらに多焦点レンズを挿入し、遠方・近方両方に焦点が合うようにするアドオン手術もあります。ただ手術を繰り返すほど合併症のリスクは高まりますので、リスクとベネフィットをよく考えて行う必要があります。

視野が欠けていく「緑内障」

白内障と並んでよく知られた病気が「緑内障」です。緑内障は、日本人の失明の原因の第1位となっています。第2章でお話ししたように、目の圧力（眼圧）が相対的に高まることで、網膜から脳に通じる神経が一つひとつ死んでいってしまう病気です。あるいは眼圧が正常でも、視神経が耐えられる眼圧が低いことでも起こります。

適切な眼圧を維持することはとても大切な一方で、眼圧が高くなりすぎてパンパンになってしまうと、今度は圧力で神経節細胞が死んでしまいます。その細胞が死んでいくプロセスで、独特の視野狭窄を起こしていきます。

40代以降は、そうでなくても神経節細胞の圧力に対する耐性が弱くなってくるので、通常の圧力でも死んでいくような状態になることもあります。正常眼圧緑内障と呼ばれており、高い報告だと、日本の患者さんの90％以上がこれだとされています。

緑内障のタイプやステージにもよりますが、多くの緑内障はじわじわゆっくり進む病気です。自分の目が少しずつ、10年、20年とかけて視野が狭くなっていきます。

これはいいことでもあり、悪いことでもあります。早く発見さえすれば、適切な治療で一生失明することなく過ごせます。逆に言うと、本当に少しずつ視野が狭まっていくため、気づきにくいのです。自覚症状が出たときには、もう失明直前だったというケースも、まれですがあります。

驚かれるかもわかりませんが、片目の視力がかなり低下していても気づかない人もいます。通常は、両目でものを見ているからです。**片目が見えにくくなっていても、脳は像を合成してつじつまを合わせてしまうのです。**

久しぶりに一眼レフカメラのファインダーを片目で覗いたら、知らない間に片目が網膜剥離になってしまっていて、視力が低下していて見えなかった……そんな方もいます。

緑内障に気づくためにも大切なのは、定期検査です。眼圧検査をし、眼底写真を撮り、特殊な装置で視神経の細胞が減っていないかをチェックしてください。

こうしたスクリーニング検査で緑内障が疑われたら、次は視野検査を行い、視野欠損があるか確認して、最終的に緑内障かどうかを診断して治療方針を決めていきます。

スクリーニング検査は健康診断に組み込まれていることが多いですが、そうでなくても眼科で精密検査をしてもらえます。緑内障はとても特徴的な視野変化を起こすため、初期の段階から見つけることは可能です。

視神経が少しでもダメージを受け続けている場合は、眼圧を下げる点眼薬が処方されます。

緑内障は遺伝的な要素が強く、家族歴がある方はなりやすいことがわかっています。また、**正常眼圧緑内障はアジア人、特に日本人に多い病気だといわれます。そして、近視の人もリスクが高くなります。**

世界で初めて緑内障の原因遺伝子を見つけたのは、幸運にも私でした。私の見つけた遺伝子の変異を持つ人は大変まれですが、非常に高い確率で若年性の緑内障になります。ただ、これは特殊な緑内障で、多くの緑内障は中高年以降に多い疾患です。

衝撃を受けなくても起こる「網膜剝離」

「ボクシング選手が網膜剝離の診断を受け……」というニュースを耳にしたことがある人もいるかもしれません。殴られたとか、ボールが激しくぶつかったとか、頭をどこかにぶつけたとか、頭や目に強い衝撃を受けたときには、念のため眼科医に診てもらったほうがいいと思います。網膜剝離の危険があるからです。

網膜剝離も、ひどくなると失明につながる怖さがあります。日本では、一万人に一人が網膜剝離になっているといわれています。

網膜剥離はその名のとおり、網膜の最も外側にある層がはがれてしまう症状です。はがれた部分は、網膜の裏にある血管層である「脈絡膜」から酸素を受けとれなくなってしまいます。極端な言い方をすると、その部分の網膜の細胞が酸素不足で窒息してしまうのです。

ぜひ知っておいてほしいのは、頭や目に衝撃がなくても、日常生活を送っているだけで網膜剥離になる人が少なくないという事実です。実際、網膜剥離の発症ピークは20代と50代が最も多くなっています。20代は外傷性のものが多いですが、50代はそうではありません。

どういうことでしょうか。眼球の中は、硝子体と呼ばれるゼリー状のもので満たされており、前面では水晶体に、奥では網膜に接しています。赤ちゃんのときには100%ゼリー状ですが、加齢とともにどんどん液化していって、液体の部分ができてきます。そして、ゼリーと液体が半々くらいになったところで、ある日突然キュッと収縮して、網膜からスルッとはがれます（図表4－2）。

この半々くらいになるのがちょうど50～59歳くらいなのです。

たいていは、何の問題もなくスルッとはがれます。ただ、硝子体を包んでいる後部硝

図表4－2　衝撃を受けなくても網膜剥離になる

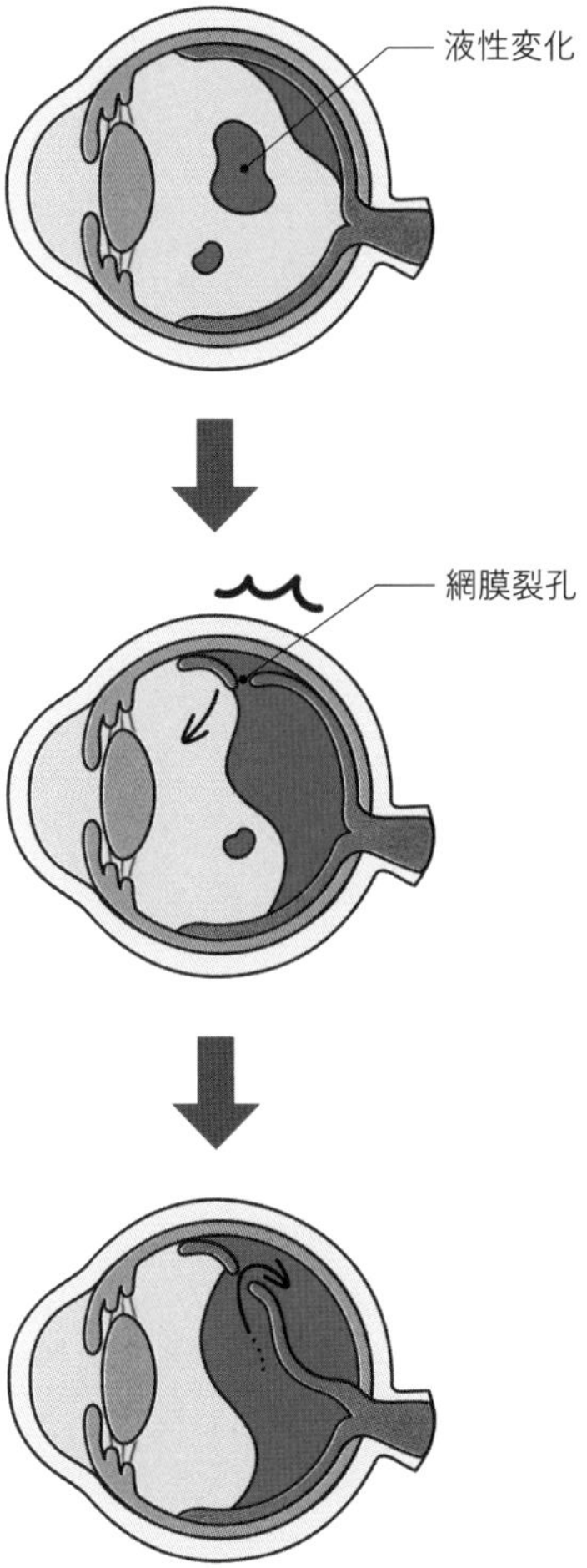
液性変化
若いときはゼリー状の硝子体で満たされているが、年とともに硝子体の一部が液体になる
網膜裂孔
ある日突然、硝子体が後ろの網膜からはがれる。その際、運悪く網膜も一緒に引っ張られて裂けることがある
裂け目から水が裏側に入り、網膜がはがれる

子体という膜には粘着性があるため、たまたまどこかの網膜と強くくっついたままで硝子体がはがれると、網膜まで一緒に引っ張られて穴が開いてしまいます。すると、その穴から網膜の裏へと液化した硝子体成分が入り込んでしまい、網膜剝離が起こります。たとえるなら、粘着力の強いシールをはがしたら壁紙も一緒にはがれてしまったようなものです。はがれた部分は無酸素・無栄養となり、光を感じなくなり、じわじわと視野が欠けていくのです。

壁紙と同じで、運悪く上のほうに穴が開いてはがれ始めると、重力の影響で急速に剝離部分が拡大してしまいます。下のほうに穴が開いたときは極端な場合、何年も拡大せず、網膜剝離が進行しないこともあります。

「ゆでガエル」の怖さ

50代の網膜剝離の怖さは、何か衝撃を受けたといったきっかけがないために、見えなくなっていくのに気づけないことです。

網膜の視神経乳頭と呼ばれる部分には、光を感じる細胞がありません。誰しも、見えていない「盲点」があるということです。ただ、日常生活で盲点を自覚することはまずありません。

同じように、視野が少しずつ減っていっても、「まあ、こんなものだったかな」と思ってしまいます。実は見えていなくても、先にも触れたように脳はみずから情報を補填して、見えているかのように判断してしまうためです。

知り合いの眼科医が海外旅行に行ったとき、空港で入国審査を書こうとしたら書けなかったことがあるそうです。「手がおかしいのかと思ったら違った。あとで調べたら、実は軽い脳梗塞だったんだ」。それで片方が見えなくなっていたのです。眼科医ですら、視野欠損が起きていることに気づくのに何時間もかかったという例です。

じわじわと起こることには、人間の感覚は鈍感です。「ゆでガエル」の怖さがあります。

ただし多くの網膜剝離の場合は、剝離した瞬間に血管を傷つけてしまったりして、見え方に違和感を生じることがあります。収縮したコラーゲンや出血などが、小さな虫が飛んでいるように見えたり、何か小さなゴミのようなものが見えたりする飛蚊症《ひぶんしょう》や、ピカッと光が見えたりする光視症《こうししょう》です。

こういう段階でいかにすぐに病院に行けるかが勝負です。私は普段から手術は推奨しないと言っていますが、網膜剥離は緊急手術の対象になる場合があります。

50代は網膜剥離「魔の年代」

周辺部網膜の〝壁紙〟が少しはがれた段階では、細胞はまだ完全には死んでいません。はがれた一部の網膜の機能だけが落ちている状態です。はがれた部分を元に戻す手術を迅速に行えば、治療できます。

第2章でも登場しましたが、網膜の中心には黄斑部といって、ものを見るのに一番大切で、最も視力のいい部分があります。その黄斑部がはがれてしまうと、短い時間剥がれていただけでも、なかなか元どおりの視力が出なくなってしまいます。このため、剥離が黄斑部にかかる前に手術することが非常に大切です。

網膜剥離の治療としては、外側からシリコンでできたスポンジのようなものを押しつけてはがれた壁をくっつける手術があります。100年以上前に最初に行われた治療方法です。より新しいものとしては、硝子体手術があります。硝子体を取り除いたあとに、目の中に空気やガスを入れたり、重症の場合はオイルを入れたりすることで、はがれた壁を内側から押してくっつける方法です。

硝子体切除はより侵襲度《しんしゅうど》が高い手術になり、術後白内障が生じたりするリスクがあります。手術の最後に気体の浮力で網膜を脈絡膜に押しつける必要があるので、1～2週間は伏臥位《ふくがい》といって顔を24時間下に向けていなければならず、術後の長期入院も必要になります。

剥離まで至らず、網膜に穴が開いただけの網膜円孔《えんこう》や網膜裂孔《れっこう》といわれる状態なら、外来でレーザー処置するだけで済む場合もあります。

ちなみに個人差もありますが、60代に入るとゼリーよりも液体が増えることで、壁がはがれるリスクは減っていきます。90代くらいになるとほとんど液体になってしまいます。50代が最も危険な年代であり、しかも誰にでも起きる可能性があります。また、ただでさえ近視の人はそうでない人よりリスクが高い状態にありますので、50代になったら網膜剥離の可能性を頭に入れておいていただきたいと思います。

超高齢社会で増える「加齢黄斑変性」

第2章で、強度近視が引き起こしやすい眼疾患の一つとして近視性黄斑症のお話をしました。これとは別に、近視との関連性はないとされているものの、やはり黄斑部が変性してしまう疾患が「加齢黄斑変性」です。その名のとおり、加齢によって、網膜の中心にある黄斑部だけが変性していきます。

70～80代の高齢者に多い病気で、日本で最近増えています。白内障や緑内障に比べると、もっと高齢になってから起こります。**つまり長生きすればするほど、加齢黄斑変性になるリスクは高まります。**

基本的にはじわじわ進行しますので、初期の萎縮型加齢黄斑変性の場合、最初の10年から20年は気づかないほど症状は軽いものですし、そこから進まない人もいます。一生問題のないケースもあります。

進行すると滲出型《しんしゅつがた》加齢黄斑変性に移行して、黄斑部に地図状萎縮や出血が生じたりします。まっすぐのものがゆがんで見える、見ようとするところが見えない、視点を移したときに視野の真ん中にドーナツ状の黒い影がパッと出る、などさまざまな症状が出ます。

原因はわかっていませんが、何らかの慢性的な炎症がかかわっていると考えられています。喫煙がリスクファクターになりうることもわかっています。

目（虹彩）の色が薄い欧米人により多いので、強い光が目の中に入り続けることによる酸化ストレスによるものではないかという推測もされていますが、はっきりしたことはわかっていません。

高齢者は黄斑部のルテインが減っているせいだという説もあります。ルテインとは卵の黄身のような黄色い成分で、酸化ストレスをかけて細胞に障害を起こすといわれる青い光をカットする、フィルターのような役目があります。

網膜の中心が見えなくなる

網膜は何層にもなっており、一番奥に、光を感じる視細胞が並んでいます。ここの層の網膜には、ものがよく見えるように毛細血管がありませんので、後ろにある脈絡膜という血管層から酸素と栄養を供給されています(図表4－3)。
加齢黄斑変性では、この脈絡膜と網膜の間にある膜がダメージを受け、酸素が網膜にうまく届かなくなります。すると体は「何とかして酸素を送りたい」と、新しい血管を作ろうとします。新生血管の一部は黄斑部中心窩のほうに伸びてきます。しかし、突貫工事で作った血管ですからもろく、出血したり、血液中の水がにじみ出たりします。浮《ふ》腫《しゅ》といって、水ぶくれができたりすることもあります。

皮膚が虫に刺されたりアレルギー反応が起きたりすると蕁麻疹《じんましん》のように膨らむのは、浮腫を起こすからです。この浮腫が網膜に起きると、網膜も持ち上がるような感じで変形してしまい、ものがゆがんで見えたりするようになるのです。

加齢黄斑変性を放っておくと、視力はどんどん落ちていきます。特に中心部の視力が0・1以下になることもありますし、中心暗点といって、最悪の場合まったく見えなくなったりします。それ以外の周辺部の視野は問題ないので、近づいてきたものを避けたりすることは普通にできます。

緑内障は最終的にはすべての網膜が障害を受け、真っ暗な状態の失明になる危険がありますが、加齢黄斑変性は通常真っ暗な全盲になるタイプの視力障害にはなりません。

図表4－3　加齢黄斑変性のしくみ

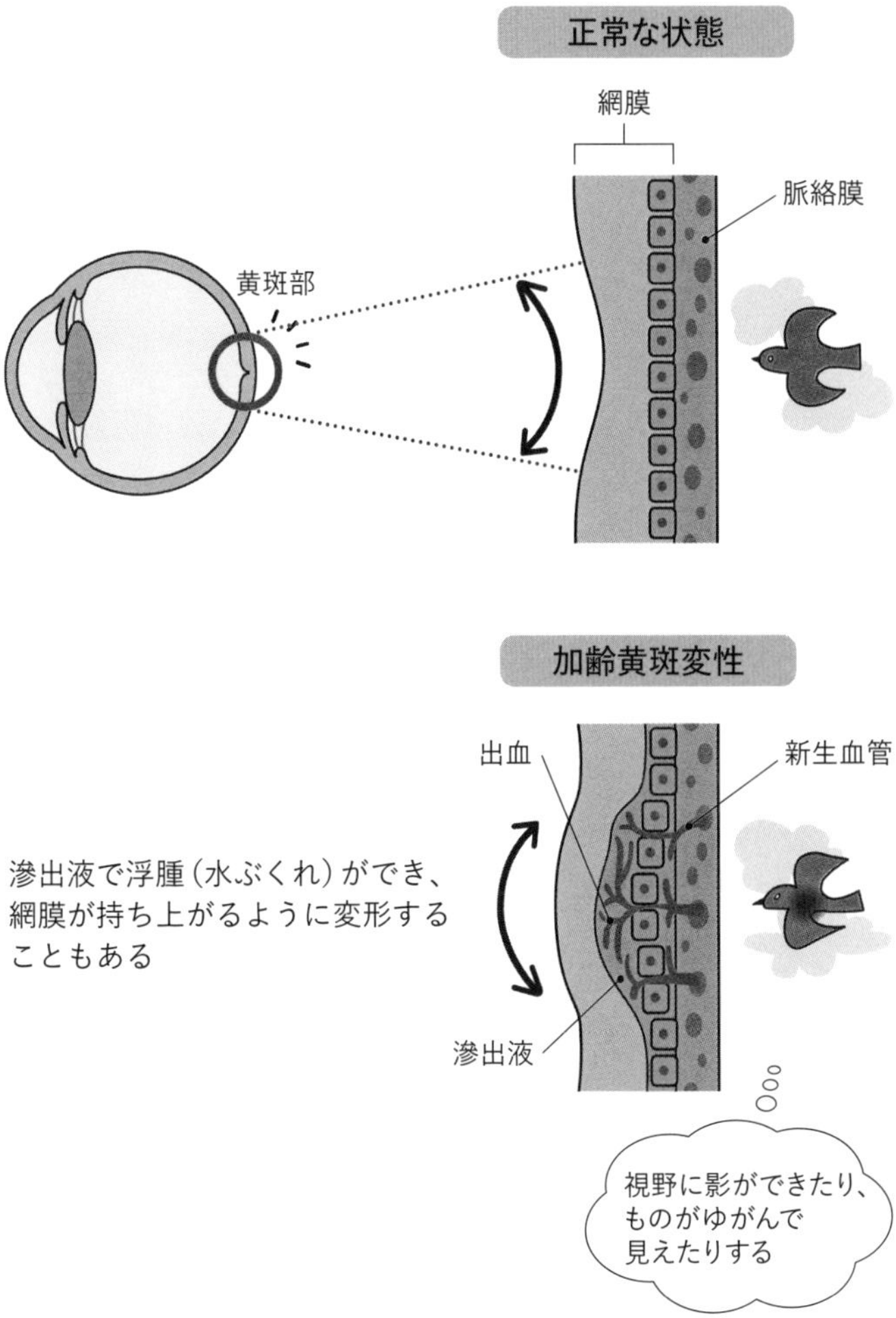
正常な状態
網膜
脈絡膜
黄斑部
加齢黄斑変性
出血
新生血管
滲出液で浮腫（水ぶくれ）ができ、
網膜が持ち上がるように変形する
こともある
滲出液
視野に影ができたり、
ものがゆがんで
見えたりする

それでも、矯正視力（裸眼ではなく、メガネなどをかけて測る視力）が最大でも中心部0・1の「法的盲」あるいは「社会的盲」という状態になる危険性があります。

治療法としては、目に定期的に薬を注射して、血管を退縮させて出血や浮腫を軽減させるのが今の主流です。ただ、網膜は脳の一部である神経の変性であり、一度傷ついたものは戻せません。注射は、出血を防いだり浮腫を防いだりして、網膜がさらに傷つくのを防ぐ効果を期待して行うものです。浮腫や出血を治療することで視力が回復することもあります。

手術で病的な新生血管を取り除くこともありますが、白内障手術のように機能としてかぎりなく元の状態に戻せるのと違い、ダメージを受けた網膜の機能は回復しないので、よく見えた頃の視力に完全に戻ることはなかなかなく、そういった意味では満足度は白内障手術ほど高くありません。もちろんある程度は見やすくなることが多いですし、失明を防ぐことができる意味では大切な治療法ではあります。

ちなみに、子どもが発症する黄斑変性でスターガルト病というものがあります。これについてはあとでも少し触れます。

目の不調から糖尿病が見つかることも

これも近視とは関係はありませんが、日本人が失明する原因で、緑内障に次いで2番目に多いのが「糖尿病網膜症」です。糖尿病を患っている人にかぎった目の病気です。糖尿病が失明の原因になることはよく知られていますが、どうして糖尿病が目に影響するのか、不思議に思っている人も少なくないかもしれません。

そもそも糖尿病というのは血管が詰まる病気です。体の中で、最も血流量が多い臓器はどこでしょう。実は目の網膜で、その次が腎臓です。

糖尿病が原因で網膜内層にある毛細血管が障害されてしまうと、出血したり結晶成分が滲み出てきて沈着したりします。進行すると血管が閉塞し、体は何とかして酸素を送ろうとして新しい血管を網膜内に作ります。前にもお話ししましたが、新生血管は不完全な血管なのでもろく、網膜や硝子体の中で出血しやすくなります。

症状がさらに進むと、新生血管やその周りの組織がキュッと収縮して、網膜を引っ張ってはがしてしまうこともあります。血管が詰まって血の巡りが悪くなり、網膜の神経に栄養が行かなくなって、網膜の細胞が失われその部分で光を感じることができなくなったりもします。最も重篤な場合には、全網膜剝離を起こし、急激に失明します。

糖尿病の初期症状として血糖値が上がっても、体に痛みなどの自覚症状はありません。しかし目には、自覚症状こそありませんが、はっきりと異変が現れます。最初は点状の小さい出血や黄色っぽい滲出斑から始まります。目がおかしい、とやってきた患者さんに対して、眼科医が「糖尿病の医師に診てもらってください」と伝えると、「本当に糖尿病が見つかりました」というケースもあります。

ちなみに糖尿病患者が透析をしなければならなくなるのも、細い腎臓の血管が詰まって、血流不足になって糖尿病腎症を起こすためです。ときには太い血管まで詰まってしまい、最悪の場合、足などの循環障害、脳梗塞や心筋梗塞などにつながります。

遺伝性の網膜疾患「網膜色素変性症」

網膜の病気としてはほかに「網膜色素変性症」や「網膜ジストロフィー」というものもあります。今から150年ほど前に見つかった病気で、網膜に黒い色素沈着が生じて網膜の機能が低下したり、一見正常な網膜をしていても光を感じない状態を生じたりします。**基本的に生まれながらにして遺伝子に異常があることによって起きる病気です。**

遺伝性の網膜色素変性症だと診断されると、「現在のところ治療法がなく、いずれは失明する可能性があります」とお伝えしなければなりません。大変辛く残念なことですが、緑内障や網膜剝離に比べて、今はまだほとんどなすすべがないのが実情です。

生まれながらにして視力がなく失明している、というのもつらい状況ですが、もともと見えていたものが見えなくなるのは、想像を絶する、本当に厳しいことです。

そんな中、米国では3年ほど前にLuxturna（ルクスターナ）という薬が生まれました。ビタミンAの代謝に関係する酵素を注入することで、生まれながらにほぼ失明している人がわずかではありますが、視機能が回復する画期的な遺伝子治療です。ビタミンAは網膜には欠かすことができない物質で、欠乏症は夜盲症を引き起こします。

一回の眼球注射治療だけで済みますが、治療薬は約1億円します。失明を治す薬の価値はこのくらいあると判断された結果の薬価です。

1億円もする薬なんてどういうことか、という声も上がりました。一方で、医療経済学的に見たら妥当ではないか、という意見も出ました。その人の残りの人生で目が見えるか見えないかで、社会保障費がどのくらい変わるか。治療もできず、周りの人たちがサポートし続けることで社会が負担するコストを考えれば、実は1億円でもお釣りが来るのではないか、というわけです。

ルクスターナは2023年に日本でも承認されました。

ちなみに、やはり遺伝性の黄斑変性症であるスターガルト病ではビタミンAをうまく代謝することができません。私たちの会社では、ビタミンAの毒性副産物を抑えるエミクススタトという薬を開発しています。

寄付で研究が大きく進むこともある

網膜ジストロフィーの一種にはルクスターナが開発されましたが、大多数の人がなる病気ではない、いわゆる希少疾患に対しては製薬企業もなかなか大きな投資がしにくい現実があります。薬剤開発には莫大な資金がかかるので、なるべくリターンが大きい、すなわち市場が大きい病気の開発が優先されがちです。

ただ、欧米ではこんなこともあります。失明することになってしまったある大金持ちが「目の研究に使ってください。子どもや孫の時代には私の病気が解明されていてほしい」と、莫大な寄付をして財団を創設しました。そのおかげで、眼科研究が大きく進歩しました。

寄付文化が定着している欧米における資本主義のプラスの側面かもしれません。格差の拡大という負の問題もある一方で、格差によって大きな余裕を得た人が多額のお金を注ぎ込むことで、今までなかなか振り向いてもらえなかった病気にフォーカスが当たることもあるのです。

俳優のマイケル・J・フォックスがみずから罹患したパーキンソン病の財団を作ったり、クリストファー・リーヴが脊髄損傷に関する財団を作ったりしたのも、その例でしょう。

目が見えなかった人が遺伝子治療で見えるようになるというのは、とても大きな一歩だと思います。もちろん、今のところは普通の人のようにはっきりと見えるようになるわけではありませんが、ほぼ失明状態で生きてきた人の多くが、杖なしでも歩ける状態になるというのは、患者さんにとって大きな救いになります。

ほかにも網膜の再生医療に関する研究や、人工網膜の研究もされています。近い将来、より多くの失明患者さんが新しい科学技術の進歩で救われる日が来るかもしれません。私も眼科研究者のはしくれとして引き続き尽力していきたいと考えています。

「ものもらい」はなぜできるのか

ここまで深刻な目の病気についてお話ししてきましたが、皆さんに一番身近な目の病気というと「ものもらい」かもしれませんね。炎症を起こしてまぶたが腫れ、痛みが伴うこともあります。医学用語で麦粒腫《ばくりゅうしゅ》といいます。

実は目の周りというのは、普段から菌だらけの状態です。目にかぎらず、皮膚や粘膜など、外界と接している体のすべての表面はマイクロバイオームという細菌叢《さいきんそう》に覆われていることがわかっています。私たちは細菌と共存しているのです。

細菌をゼロにはできませんし、ゼロにするのがいいわけでもありません。腸内細菌の善玉菌と考えられているビフィズス菌のように、良い菌もたくさんあります。

目の周りにあるのも良い菌が中心ですが、たまに悪い菌もいます。良い菌は悪い菌が増えるのを抑えているともいわれ、良い菌と悪い菌の比率は年齢や健康状態によって変化すると考えられています。

体が健康なときは、良い菌が優勢です。ところが、過度に疲れていたり、加齢や、ほかの全身疾患のために免疫状態が落ちたりすると、良い菌のバリアを破って、病原性のある悪い菌が増殖してしまいます。ほかにも不潔な手で目を触って大量に悪い菌が入ってしまうと、正常な免疫状態でも対処できないこともあります。

悪い菌からは、炎症を促進する物質が出ることがあります。体がそれに反応して血流量が増え、腫れを起こしたり、熱を持ったり、痛みが出てきたりするのです。

ですから、**ものもらいができるときは、免疫のバランスが崩れている可能性があります。ふたたび悪玉菌と闘えるよう体力を回復させることと、目の周りを清潔に保つことが大切です。**ほぼ自然に治りますが、抗生物質点眼や切開手術が必要な場合もあります。

ものもらいのほかによくあるのは、まぶたの中にゴロゴロしたものができるケースです。霰粒腫《さんりゅうしゅ》といって、脂の塊のようなしこりができます。

これは、脂の分泌腺の出口が詰まって、分泌物が溜まり肉芽種を形成した状態です。炎症は起こさないことがほとんどで、痛くもかゆくもありません。痛みが出た場合は、抗生物質などで抑えます。

どうしても違和感がある場合には手術で取り除くこともありますが、半年も放っておけば小さくなっていくことが多いので、まずはようすを見ることをおすすめします。

目には「がん」はほとんどない

人間の体は、ときどきエラーを起こすことがあります。何かの拍子にランダムに、変わったことが起きたりするものなのです。霰粒腫もそうです。必ずしも衛生状態に問題があったわけでもありません。

腕に1本だけ長い毛がある、ほくろができる、というのも同じです。たまたまそこにある細胞に何らかの変化が起きてしまうのです。エラーは体のいろんなところに起きます。エラーは絶えず修復されるようにできているのですが、うまくいかないことがあります。そして、年を取ってくれば、その頻度が高くなります。

目の表面にある結膜がちょっと炎症を起こして目が赤くなったり、結膜下の小さい血管が破れて白目がベッタリと赤くなる「結膜下出血」になったりするのも微細な損傷の一種です。結膜下出血は初めてなるとびっくりする人が多いですが、眼球内に何か起きているものではありません。お腹の皮膚が赤くなったからといって胃や肝臓がダメージを受けているわけではないのと同じです。

ただ、痛みを伴う白目の強い炎症の場合は、まれに強膜炎やウイルス性の角膜炎、結膜炎の可能性もあります。視力が低下したり、最悪の場合、角膜が不可逆的に濁ってしまって、視力が回復しなくなったりすることもあります。心配な場合は速やかに眼科を受診してください。

ちなみに、実は目の中にはがんはほとんどできません。例外は、メラノーマや網膜芽細胞腫というとてもまれながんです。ほかの臓器に比べて、がんは圧倒的に少ないのが、目なのです。

年に一度は、眼科検診へ

ここまで、さまざまな病気を紹介してきました。

目の病気で一番怖いのは、失明に至ることです。失明には、矯正視力が0・1以下の社会的失明や、真っ暗になって全くあるいはほとんど光を感じなくなる医学的失明があります。多くの人がイメージするのは後者だと思いますが、実は前者も日常生活に重大な支障をきたす深刻な状態です。

どんなメガネをかけても矯正視力が0・1以上出ない、中心視力が1・5あっても周辺視野が消失していて見えない――。後者はトンネルビジョンといわれ、細い筒を通して見ているような状態で、周りが見えませんから、事実上歩くこともできなくなります。いずれにしても、視機能が大きく損なわれると大切な日常生活をこなすことが難しくなります。

ほかにも、角膜が濁る病気が原因になって失明することもあります。先ほどのウイルス性角膜炎もそうですし、あとで詳しくお話ししますが、アルカリ性のものが目に入って角膜が濁り、失明に至ったりもします。

穿孔性眼外傷と呼ばれる、尖ったものが角膜に刺さったことで傷ついて見えなくなるケースもあります。角膜移植で治療可能な場合もありますが、ドナーがなかなか現れなかったり、拒絶反応を起こして手術がうまくいかなかったりすることもあります。さらに、数はとても少ないですが、後頭葉の脳梗塞で視力がなくなることもあります。

ただ、お話ししてきたとおり、失明原因で多いのは、緑内障であり、糖尿病網膜症です。どちらも多くはじわじわと進行しますし、初期では自覚症状がありません。

そこでおすすめしているのは、年に一度は眼科で多角的な検査を受けることです。私たちは現在、在宅で目の健康をモニタリングする装置を開発していますが、そのような装置ができるまでは眼科で検査をするしかありません。

普通に日常生活を送っているのであれば、一年に一回で十分でしょう。目の病気を早期発見するだけでなく、自分の目の状態を経時的に把握する意味でも、定期検診の意味があります。去年と今年の結果を比べただけでは、悪くなっていることしかわかりません。何年も続けていれば、どの程度の速さで悪くなっているかがわかります。緑内障や白内障は、5年、10年単位で進む病気ですから、ぜひ今年からでも定期検診の習慣を始めてみてはいかがでしょうか。近視の方はなおさらです。

同じ病院、同じ先生に診てもらうのがおすすめですが、そうでなくても、カルテの検査データを共有してもらえるようにするといいですね。

日本から新薬が生まれにくくなったのはなぜか

新薬か、高額な医療費か

加齢黄斑変性の注射薬が登場したのは、つい最近、10年ほど前です。それまで薬はありませんでしたので朗報ではありましたが、決して安い薬ではありません。それを定期的に打っていきます。一生にわたって打ち続ける人もいます。精神的にも経済的にも大きな負担になるという現実があります。

あらゆる薬は、一つ開発するのに平均2000億～3000億円かかるといわれています。患者さんがそれほど多い薬でない場合、一人当たりの負担はどうしても大きくなってしまいます。

これは一つのジレンマです。高額な医療費を払っても新薬を望むのか。それとも、一切新しい薬を望まず、ある程度で治療をあきらめるのか。社会や個人が、どちらを取るかです。

日本では医療財政がパンクしそうだという現実もあります。ところが眼科に行くと、たいした緊急性のない理由で毎月のように病院に通っている患者さんもいます。

いろいろな考えがあると思いますが、本来なら病院に行かなくてもいい人は、医療費の自己負担率を上げてはどうかという意見もあります。あるいは、病気によっては、症状が落ち着いている患者さんが病院に行くのを年数回程度にとどめることで、失明につながりかねない疾病のための医薬品の自己負担率を下げることはできないものかという人もいます。一部の最先端治療は保険でカバーせずに私費で賄うべきだという議論もあります。**いずれも、かぎられたお金をどう使うか、という話です。**

日系企業の研究開発費が細っている

医薬品とお金の話で言うと、日本は今、ほとんどの新薬を海外から輸入しています。つまり、私たちが医薬品に支払ったお金は、海外に流出してしまう構図です。

20～30年前までは、日本からも比較的多くの革新的な新薬が発売されました。ところが、今は毎年世界で発売される新薬のうち、日本の製薬メーカー発の比率は極端に低下しています。

スーパーメガファーマと呼ばれる、売り上げ数兆円規模を誇る超巨大製薬メーカーと比べて、比較的小規模な日系メーカーの研究開発投資が相対的に減ってしまっているためです。数十年後に認可されるかもしれない、というような気の長い開発はもうやっていられないのです。

海外ですでに認可された薬を日本で販売権を得て販売する。例外はあるものの、これが今の日本の多くの製薬会社の基本的なスタンスです。短期インセンティブ、短期利益を求めて動いているのではないかと思ってしまいますが、現在の状況から考えると仕方がないのでしょう。

高血圧や糖尿病、脂質異常症、感染症といった、患者数の多い病気の薬がほぼ開発し尽くされてしまった影響もあるかもしれません。がんや認知症といったより難しい領域は、開発の成功確率も低く、結果的に投資金額が膨らんでしまいがちです。

"普通の国"になっただけ?

実は欧米のスーパーメガファーマは、必ずしも新薬を発見するのが得意ではありません。イノベーションの源泉は、提携先のベンチャー企業です。米国は世界で一番新薬が認可される国ですが、半分以上の新薬はベンチャー由来であり、その比率は年々増加傾向にあります。

新型コロナワクチンも、ベンチャーが開発したものをスーパーメガファーマが導入して全世界に供給しています。スーパーメガファーマは潤沢な資金をもとに、いわばベンチャーに投資するスポンサーの役割をしています。

日本にはベンチャー企業も少ないですし、スーパーメガファーマはおろかメガファーマもほとんどありません。海外から新薬を買ってくるしかないのです。

ただ、世界のほとんどの国は医薬品を輸入せざるをえない状況にあります。コロナワクチンのケースからも明らかなように、中国ですら自国内での新薬開発はうまくいっていません。

その意味では、日本も普通の国に戻ったといえるのかもしれません。一時期とはいえ、どんどん新薬ができるような最先端の国になることができたわけですから、そんなにがっかりすることもないという言い方もできますが……。ただ、できたことができなくなったというのは事実です。これは残念ながら医薬品分野にかぎった話ではないかもしれませんね。

第5章

日本の常識は世界の非常識？
目薬、サプリから眼筋ほぐしまで

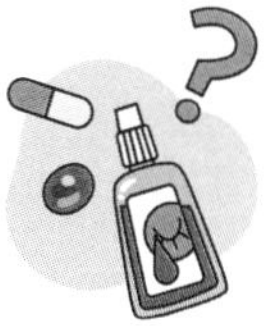

「目に良いサプリ」は効果がある？

目について、さまざまな情報が飛び交っています。中には怪しげなものもあれば、明らかに間違っているもの、日本以外では驚かれる話もあります。

ここからは、日頃よく耳にする目の情報について、私なりの視点でお話ししていこうと思います。

まずは、サプリメントです。日本では目のサプリとして、ブルーベリーやルテインが大変人気のようです。

これについてはまず、サプリはどういうものなのかを理解しておく必要があると思います。

サプリはもともと、食べ物に含まれている栄養素の欠乏症をカバーするために生まれました。たとえば遠洋航海に出て、新鮮な果物や野菜を食べられない環境に長くいると起きるビタミンCの欠乏で、壊血病という病気になることが知られています。こういった人たちにビタミンCのサプリを投与すると、症状が劇的に改善することがわかったのです。

ただ、これはビタミンC欠乏症の人に対して効果があるだけで、過剰にビタミンCを摂取すればスーパーマンになれるわけではありません。

サプリメントはsupplement、補う（supply）という意味です。足りないものや減っているものを補うのはともかく、足りている状態でさらに摂取しても良い効果があるものは、まずないと考えていいでしょう。

日本でも、特に敗戦の直後は栄養失調の人が多くいました。私が米ワシントン大学で研究していたとき、隣の研究室にいたポーランド出身の教授から「君も第2次世界大戦後は栄養失調に苦しんでフィッシュレバーオイルを摂取してたんじゃないの？」と言われたことがあります。

フィッシュレバーオイルとはビタミンAやビタミンD、オメガ脂肪酸を多く含んだ肝油のことです。戦後は「肝油ドロップ」などたくさんのサプリが売り出され、栄養失調の改善に大きな意味を持ちました。

でも、今は飽食の時代です。よほどの偏食や何らかの理由で栄養素が十分摂取できない状態でなければ、サプリなどに頼らずに、少量多品種のバランスのいい健康的な食事をすることこそが、目にもプラスの作用を生むのです。

たしかに網膜の中心にはルテインという黄色い化学物質が集積しています。黄色いフィルターです。これが、年を取ると減っていきます。それは、エビデンスとしてわかっています。この黄色いフィルターが減ると、加齢黄斑変性になる可能性があるという相関関係もあります。

米国では、国立衛生研究所（NIH）がかなり多くの患者を対象に「AREDS2」という臨床試験を行い、ルテイン、アスタキサンチン、亜鉛などがある比率で入った処方のサプリメントが加齢黄斑変性の重症化を26％程度防ぐことが証明されました。このサプリメントは効能をうたって販売されています。

「米国でエビデンスが出ているなら、日本でも大規模臨床試験をして、販売すればいいじゃないか」と思われるかもしれません。ただ、効果を示すだけの試験をするには、莫大なコストがかかります。

医薬品であれば、臨床試験に数十億円、数百億円かけても資金回収のめどがある程度つきます。特許期間中は、高い薬価で販売できるからです。昔から「薬九層倍」、原価の九倍で売れるともいわれる世界です。しかし、特許で守られていないサプリの場合は、そう高い価格で売ることはできません。

結果として、はっきりした効能をうたわずに「目のかすみを緩和する」などという微妙な言い回しを使って販売されてしまい、またそれを買う消費者がいるという現実があります。

先ほどのAREDS2試験に参加した患者さんの97%は白人でした。いろいろな見解があるとは思いますが、これを日本人にそのままあてはめるというのは、必ずしも正しくないのではないかというのが私の見解です。そもそも日本人と欧米人では加齢黄斑変性の病型に違いがあることもわかっているからです。

また、サプリによる大きな健康被害が出る例もありますので、くれぐれも慎重に考えることをおすすめします。できれば血液検査などを定期的に行って、異常がないか確認することも大切です。

「疲れ目」は肩こりの原因になる？

日本ではよく聞くけれど、日本以外ではあまり聞かないものに「疲れ目」があります。疲れ目に効くと銘打ったサプリも多いですね。

疲れ目というのは、とても主観的なものです。何をもって疲れ目と言うかには個人差があります。目が乾いているから疲れていると言う人もいますし、ピントがボケて見にくいから疲れると言う人もいます。

うまくものが見えていないことから疲れを感じる人も多いようです。先にもお話ししたように、近くを見ようとすると毛様体筋がキュッと緊張する、つまり目に力が入ります。目に力が入るときに体も緊張することがあるでしょうし、それを疲れと感じる人もいるでしょう。「目の疲れで肩がこる」と言う人がいますが、あながち間違いではなく、実際の感覚として起こりえます。よく見えていないのに見なくてはいけないという違和感やうっとうしさで、脳が疲れを感じるともいわれています。

昼間よりも夜のほうが、ものが見にくいぶん、目は疲れます。明るいときは縮瞳することは本書でも何度かお話ししましたが、縮瞳すると焦点深度が深くなります。これは、焦点が網膜に近づいてピントが合いやすくなっている状態です。逆に、暗くなって散瞳すると焦点深度が浅くなるので、見にくくなります。

私たちは見にくいとき自然と目を細めますが、これは焦点深度を深くしてピントを合わせようとする無意識の行為です。ただそうすると、目の周りの筋肉がいつも緊張していることにより、疲れがより激しくなる場合があります。

大事なのは、無理に見ようとしないことです。度数の合ったメガネをかけたりして、よく見える状態にしておくことで、よりよく見ようとして緊張せずに済むようになります。老眼なら、老眼を矯正する。近視なら近視を矯正する。遠視なら遠視を矯正する。乱視なら乱視を矯正する。それが、疲れ目を予防することになります。

ちなみに、「目がしょぼしょぼする」という表現がありますが、これも感じ方は十人十色です。目が乾いてしょぼしょぼした感じがする人もいるし、逆に、涙が多くなりすぎてしょぼしょぼすると感じる人もいます。目の乾きが刺激となって反射性分泌の薄い涙が大量に出てしまい、それがしょぼしょぼした感じにつながるようです。

「乾き目」は病気なのか

「疲れ目」と並んで日常的に耳にするのが「乾き目」です。スマホをずっと見ていたり、パソコン作業に集中していたりしてふと気づくと「目が乾いてしまった」とおっしゃる人がいます。

瞬きは定期的に行われなければいけませんが、ものごとに集中したり、何かにジーッと見入ってしまったり、ゲームに夢中になったりして、瞬きを忘れてしまうことがあります。

乾き目は疲れ目につながります。それから、不定愁訴と呼ばれる、よくわからないけれど何か違和感があって嫌な感覚が目に起こったりします。

心当たりがあるのであれば、**瞬きをするよう注意して、改善するのであれば何の問題もありません。** あとは部屋の湿度を上げて、空気を乾燥させないことです。

パソコンのモニターを見るときに目線を下げるのもいいでしょう。 目線が上がっていると眼球の露出が大きくなり、涙液の蒸発が加速してしまうからです。

一方で、眼疾患としてのドライアイもあります。少し難しい言い方ですが、涙液の安定性の低下が多角的に証明されて、自覚症状を伴う場合と定義されています。涙の分泌減少や、角膜の表面をなめらかに濡らすために大切なムチンの減少など、さまざまな理由で起こります。

目が疲れやすいという症状から始まって、ひどくなると強い痛みが出たり、感染しやすくなったり、強い異物感を生じたり、視力低下をきたしたりすることもあります。極端になると本当にカラカラになって、目が干からびて白くなって見えなくなります。

ドライマウスという症状を聞いたことがある方もいると思います。シェーグレン症候群のような病気で顎下腺《がっかせん》や舌下腺《ぜっかせん》が機能しなくなると、唾がまったく出なくなってしまいます。目も同じで、涙腺がまったく機能しなくなると、角膜の表面にある細胞が機能不全を起こし、コラーゲン組織の並び方が乱れて、いずれ透明性を失ってしまうのです。

「しみ込む点眼薬」ができる？

瞬きを増やしたり、湿度を高めたりしてもおかしいという場合には、眼科医を訪ねたほうがいいでしょう。まれなケースではありますが、角膜が不可逆的に濁って失明してしまう方もいます。また、自己免疫疾患である膠原病《こうげんびょう》のような全身的な病気に伴って、涙腺が破壊されることもあります。糖尿病などもそうですが、目に症状が出ても目だけの病気でない場合があるのです。

本格的なドライアイの人は、点眼薬による治療を必要とします。こういう場合に用いる人工涙液は、市販の目薬とは別物です。

眼疾患には点眼というアプローチがとても効果的です。眼軟膏、いわゆる塗り薬もありますが、目の中に入れるのは抵抗のある人も多いのではないでしょうか。また、飲み薬で目を治そうとすると、なかなか大変です。飲んだ瞬間に全身の体液で濃度が薄められてしまいますし、副作用の心配もあります。

目薬は、飲み薬の数百倍の濃度で目に投下できますので、大量に薬を飲むよりも一滴で済ませられて合理的です。ただし、点眼は目の表面にしか効果がないという問題はあります。加齢黄斑変性のような網膜の病気は、目の奥に注射をしなければなりません。

その意味では点眼薬にも限界があるわけですが、点眼薬でどうやって網膜のある目の裏側までしみ込ませるか、世界中の研究者が競って研究しています。もちろん簡単なことではありません。目は脳の一部ですので、外界にある汚染物質が目の表面から侵入しないように、バリアがあります。無理矢理しみ込ませることが本当に大丈夫なのか、という議論もあります。

ちなみに、ドライアイ用と銘打った市販の目薬もありますが、安易に注すのはどうかと思います。単なる乾き目なのか、病気としてのドライアイなのかを眼科で一度診てもらい、**「市販薬でも大丈夫ですよ」というアドバイスをもらってから使うべきでしょう。**

「目を温める」のは、意味がある？

疲れ目や乾き目をやわらげたいという目的で目を温める人がいます。蒸気が出る温熱シートや、電子レンジで温めるカイロや、電熱式のものもありますね。

目を温めるのは、実は一理あります。

水分100％に見える涙ですが、表面には薄い油の膜が張っていて、蒸発を防いでいます。油膜は、まぶたの端にあるマイボーム腺から分泌されています。

人間の体の表面や目の周りにはもともと菌がたくさん生息しているお話はしましたが、

目の表面にも細菌がいます。年を取って抵抗力が落ちてきたりすると、その菌のバランスが崩れて炎症を起こして、脂が出にくくなってしまうのです。

もう一つは油の温度の問題です。マイボーム腺からは液体の「油」と固体の「脂」が分泌されており、健康な場合は体温によってどちらも液体になっています。ところが、炎症や加齢などの影響で融点がとても高くなって、脂がマイボーム腺で目詰まりを起こすことがあるのです。

菌由来の炎症にしろ、加齢による目詰まりにしろ、油膜が少なくなると涙は早く蒸発してしまいます。

そんなときに目を温めると、**脂の出る開口部が広がって、脂がうまく溶けてくれます。涙の蒸発ペースも元に戻り、乾きにくくなります。**ですから「目を温めると疲れが少しとれる感じがする」「目がラクだと感じる」わけです。

高齢になると特に目詰まりが起こりやすく、眼瞼縁炎《がんけんえんえん》やマイボーム腺梗塞とも呼ばれる症状になることもあります。その場合も、温めてあげることで症状が改善します。場合によってはまぶたの縁にあるマイボーム腺を圧迫して、出にくくなった脂成分を押し出すことも有効です。

若くて元気な人は普通にマイボーム腺が働いていますから、一生懸命温めたところであまり関係がありません。顔や首の後ろに蒸しタオルを当てると血流が良くなって気持ちがいい、お風呂に入ったらリラックスできるというのと同じで、感覚的に気持ちがいい程度の話です。

最近は、IPL（Intense Pulsed Light）という新しい治療法が話題です。比較的強い光を照射することで、マイボーム腺の周りの、炎症によって拡張した毛細血管を除去し、炎症を抑える効果があると考えられています。高齢の方なら覚えておいでかもしれませんが、昔、赤いランプの前に座ってまぶたを温める温熱療法がありました。IPLもその進化版みたいなものです。

「目薬」の効果の多くは感覚的なものにすぎない

もう一つ日本で特徴的なものといったら、目薬でしょう。ドラッグストアには疲れ目用、乾き目用、花粉用、パソコン用……ありとあらゆる種類の目薬が売られています。最近ではお土産として好んで買い求める外国人旅行者も多いようです。注すと清涼感があって目がスッキリすると人気だそうです。

これは、シャワーを浴びたら気持ちがいい、というのと変わりはありません。ハッカ入りのあめをなめたら口がスッキリするのと同じことです、虫歯が治るとか、機能的に何かが改善されたとか、そういうことはありません。感覚的なものです。

日本人が目薬を多用するのは、目の調子に敏感な人が多いからなのでしょうか。私はそういうわけでもないと思っています。たとえば、目の表面が乾いたとき痛いと感じるかどうかに関しては、欧米人のほうがより敏感な印象を持っています。ちなみに目にかぎらず、痛みに対する忍耐力は、欧米のほうが低い傾向があります。文化的なものなのか、遺伝的なものなのかはわかりませんが……。

あとでもお話ししますが、**目にとって一番いいのは目薬ではなく、自分自身の涙です。**タンパク質だけでも1500種類程度含まれているといわれていますし、ほかにも脂質やムチン、ホルモン、電解質などさまざまな重要な成分が入っています。目薬を注すことで、それが薄まってしまうとしたら、本末転倒ではないかというのが私の考えです。

良いたとえかはわかりませんが、たとえば救急の現場で患者さんが大量出血し、血液がみるみる減っているとしましょう。手元に輸血はない。このままだと血管がぺしゃんこになってショック死するかもしれない……。こういうときには、生理食塩水でもいいから点滴しようという話になります。しかし、本来の血液ではありませんから、さまざまな血液成分を補充するために、なるべく早く本来の血液を補充する必要が出てきます。

涙も同じことです。特別な病気がないかぎり、自分の体が生理的に出しているものが最も自分の体に合っているのです。

そうはいっても、目薬を注す習慣が定着している人も多いでしょう。習慣というのは、身につくと離れづらいものです。目薬を注さないと、何となく気が済まなくなってしまい、続けている人も多いと思います。本人が心地よさを感じているのであれば、まったく否定するものではありません。ただ、多くはエモーショナルな効果、プラセボ効果しかもたらしていないことは知っておく必要があると思います。

目薬の中には日本でしか配合が認められていない成分もあります。充血を取る血管収縮剤がそれにあたります。注すと白目がすぐに白くなりますが、炎症を根本的に治療しているわけではありません。

「眼球洗浄」はしたほうがいい？

日本では、目を洗うための液体やカップ容器もたくさんの種類が売られています。花粉症でかゆみがひどく、「目を取り出して洗いたい！」という人に人気なのでしょうか。

ただ、**眼科医の間で「私は定期的に眼球洗浄をしています」という話は聞いたことがありません。**患者さんにすすめているとも聞いたことがありません。

繰り返しますが、目の表面には自分の涙があるからこそ、いい状態に保たれているのです。よほどバイ菌がドサッと入ったり、何か異物のようなものが目に入ったり、あるいは手術前に目の周りを特別に清潔にするときには眼球洗浄をしますが、普段からコンスタントにやるべきものではないと思います。

手に泥や細菌がついたら洗ったほうがいいですが、洗いすぎたら荒れてしまいます。表面の脂がなくなり、皮膚が乾燥しすぎてしまうからです。

うがいも同じです。口の中には、さまざまな酵素や抗菌物資が分泌されています。外敵をやっつけるための物質です。外から帰宅した直後などに、1日数回程度ならともかく、何回もうがいをして洗い流してしまうのはあまりいいこととは思えません。一部の研究では、塩水でうがいをすることで粘膜の保護機能を高めるといわれたりもしていますが、一方で、効果が見られないという報告もあります。

ちなみに、同じうがいでも、鼻うがいが新型コロナウイルス感染症の症状悪化を抑制するというエビデンスがあったりもします。鼻から外に出るウイルスレベルが減って、周りの人に広めずに済むこともわかっています。

これは、コロナなどのように上気道感染症を発症するウイルスが、喉に加えて鼻腔粘膜で再生されるウイルスだからです。家族内感染を防ぐうえでも、本人の症状を軽減するうえでも意味があることが報告されています。

眼球洗浄には、鼻うがいのような効果が確認されていません。ただ、洗うことがネガティブだという大規模な臨床試験の結果もないので、眼科医もあえて「眼球は洗わないほうがいい」と声を上げないのでしょう。

「老眼鏡」「ルーペ」はかけたほうがいい？

目薬や目を温めるグッズもそうですが、日本ではさまざまなタイプの老眼鏡やメガネ型ルーペが市販されています。最近では100円ショップでも手に入ります。

老眼になると、近くを見ようとしても水晶体が厚くならないというお話をしました。その代わりに、分厚いレンズを目の前に入れてピントを網膜に合わせるためのものが老眼鏡です。一方のメガネ型ルーペは、見たいものを拡大するためのものです。**老眼鏡はくっきり見える、メガネ型ルーペは大きく見えるという違いがあります。**

見えにくい状態は目を疲れさせますので、老眼鏡にしてもルーペにしても、自分が見にくいと思ったらかけたほうがいいでしょう。老眼鏡の上にメガネ型ルーペをかける人もいますが、それなら老眼鏡の度数を強くして、ものを近づけてみたほうが見やすいかもしれませんね。

値段は高くても安くても見え方の違いはほとんどありません。近視や乱視が入っているのであれば、しっかり検査をしてもらって度が合ったものを作ったほうがいいでしょう。

ただ、かけることによって老眼が進まなくなるわけではありません。あとでお話ししますが、子どもの近視の場合は、きちっと度の合ったメガネをかけるほうが、弱めのメガネをかけるより進行が遅くなることが知られています。ただ、大人になって目の度数が固まってしまえば、目の前にレンズを入れているか入れていないかで症状の進行を抑制したり加速させたりすることはありません。

老眼が進めば老眼鏡の度数を上げていくしかありません。ただ、通常正視の人であれば、もうこれ以上は進まない、という限界はあります。

最近では、ＬＣＤ技術などを使って、見る距離が変わったときに電子的に調節することができるものも登場しています。

「目のマッサージ」「眼筋ほぐし」は効果的？

日本では近年「眼筋マッサージ」や「眼筋ほぐし」などが流行しているようです。これも、海外では聞いたことがありません。

体の筋肉をほぐすと気持ちがいいものです。筋肉は血流が途絶えていたり、硬直して拘縮《こうしゅく》していたりするときには、圧迫したり刺激したりすることで、ほぐされることがあります。これが、筋肉のマッサージの意味です。

マッサージはトレーニング後の回復を早めたりもします。血流を促し、乳酸などの老廃物がそこから早く排除されるという理論で、実際にエビデンスが出ています。

しかし、眼球のマッサージについては、エビデンスを私は知りません。「目を押さえると気持ちがいい」と言う人がいますが、脳がそう感じているだけで、何か根拠があるわけではありません。**むしろ、不必要に力を加えて目の形を変えるのは、ネガティブな行為です。**

眼球を圧迫すると一時的に眼圧が上昇してしまいます。眼球心臓反射といって、心臓の脈拍を落とすこともありますので、まったくおすすめできることはありません。例外的に、緑内障の手術後や網膜の動脈が閉塞したときなどには効果がありますが、このような場合に医師が行う以外は、基本的に自分では眼球を押したりもんだりしないでほしいと思います。それを繰り返すことで万が一、眼圧に大きな変動が起きたり、網膜剝離が起きたりしたら意味がありません。

目の周りの筋肉をもむのも、肩をもむと気持ちいいのと同じです。もし気持ちがいいのであればどうぞ、というだけで、血流改善などの効果はあっても、何か病気を治療する効果はありません。

眼筋をほぐすメガネなどがあったりするそうですが、欧米では聞いたことがありませんし、学術論文で目の周りのマッサージの医学的効果を研究したものも見たことはありません。

どうしてもという人は、もんだりほぐしたりするのではなく、目の周りを優しく圧迫する程度にとどめてください。これでしたら、一般的なマッサージと同様に血流の改善、緊張の緩和やリラックス効果がある場合があります。

東洋医学のいわゆるツボについても聞かれることがありますが、本当に根拠があるかは、まったくわかりません。西洋医学にはない概念なので、解剖学的にそこに何か意味のあるつながりがあるのか不明です。現時点で科学のレベルの話に持っていくのは難しいと思います。とはいえ、ツボには長い歴史がありますから、思わぬ効果が発見されるということも否定はしきれません。

目の筋肉を鍛えても意味はない

目の筋肉については、「眼筋を鍛えると、老眼を防止できる」という話もよく耳にします。これにはまったく合理性がありません。

たしかに人間の目は毛様体筋を緊張させたりゆるめたりして水晶体の厚みを変えることでピントを調節しています。水晶体が厚くなると屈折率が上がり、近距離で焦点を結ぶようになって、網膜上でピントが合うというのも先ほどご説明したとおりです。遠くのものを見るときは逆で、毛様体筋はゆるみ、水晶体は薄くなります。

こうお話しすると、「なんだ、やっぱり毛様体筋の力が肝心なんじゃないか」と思われるかもしれませんが、そもそも水晶体そのものに復元力がなければ意味がありません。老眼は水晶体が固くなること、イコール復元力の低下です。毛様体筋をいくら収縮させても、水晶体の形が変わりにくくなるのが問題なのです。ですから毛様体筋を〝鍛えて〟も仕方がありません。

もっと言うと、毛様体筋はチン氏帯という細い糸を介して水晶体とつながっています。ちょっとややこしいですが、遠くを見るときには毛様体筋はゆるみ、チン氏帯は外に引っ張られ、水晶体も引っ張られて薄くなります。近くを見るときには毛様体筋が緊張して小さくなりますから、チン氏帯はフニャッとゆるみ、水晶体は復元力で厚くなります（図表5－1）。

図表5－1　目の筋肉を“鍛えて”も意味はない

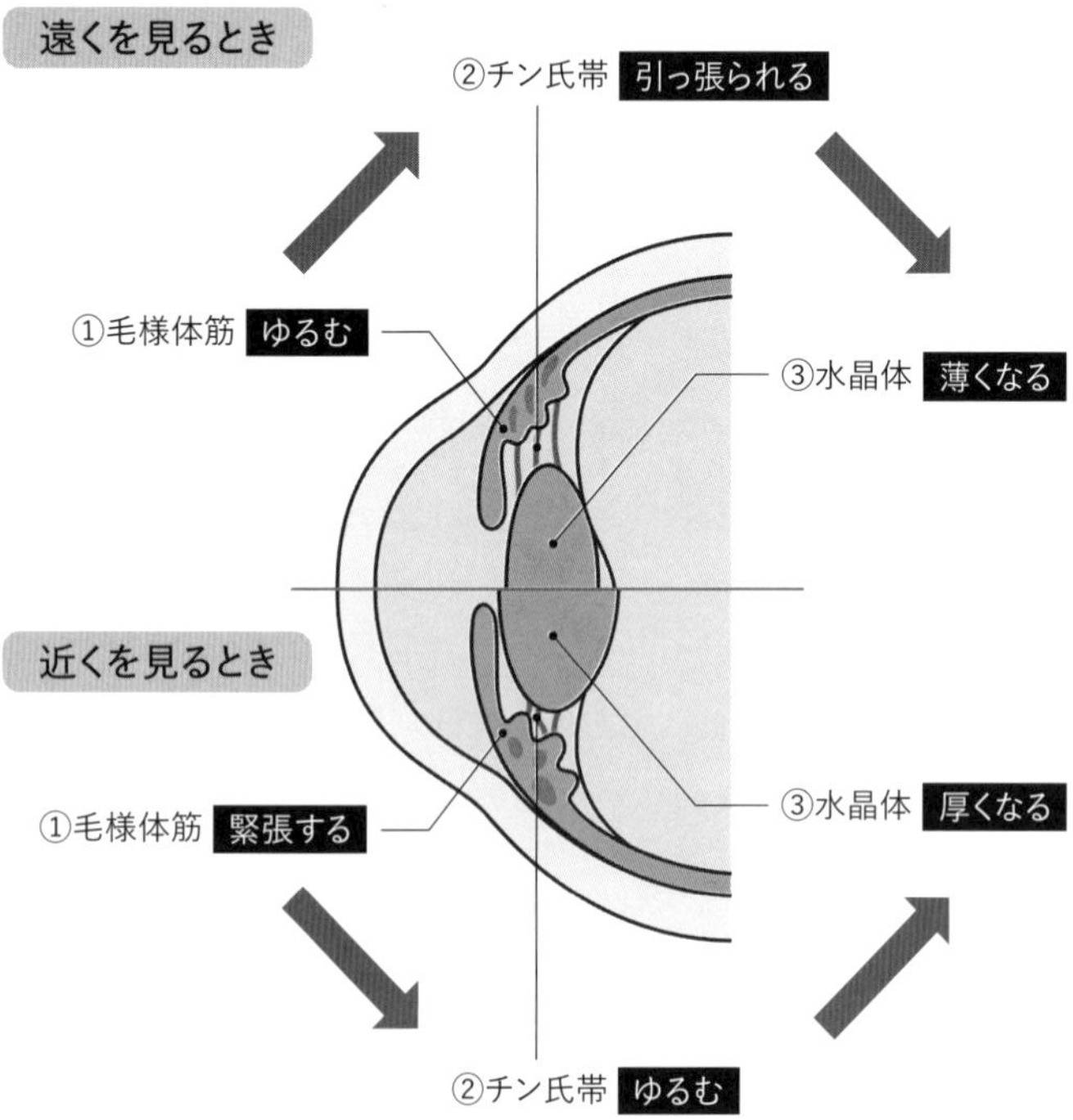
遠くを見るとき
②チン氏帯 引っ張られる
①毛様体筋 ゆるむ
③水晶体 薄くなる
近くを見るとき
①毛様体筋 緊張する
③水晶体 厚くなる
②チン氏帯 ゆるむ

老眼になると、毛様体筋を緊張させても水晶体が厚くならない糸というものは、引っ張るときには力を加えることができますが、ゆるんだ糸で何かを押すことはできませんね。仮に老眼の人が毛様体筋を鍛えて、強く緊張させられるようになったとしても、近くを見るときは肝心の糸（チン氏帯）はゆるんでいるわけです。このことからも、毛様体筋を鍛える意味はまったくありません。

老眼を防ぐ目の体操というのを見たこともあります。残念ですが、科学的根拠はまるでありません。大人の視力が回復するメソッドなどという話もありますが、そんなことを証明している学術論文は見たことがありません。

これらとは別に、本当の意味で老眼を治すための研究は続けられています。瞳孔を小さくすることで焦点深度を深くして近くを見やすくする目薬や、遠近両用レンズへの入れ替え手術など、対症療法は考えられてきています。

「ブルーライトカットメガネ」はかけたほうがいい？

ほかにも日本では人気があるけれど、世界ではあまり知られていないのが「ブルーライトカットメガネ」です。スマホやパソコンを見るときにいいと、一時期大ブームになりました。しかし、「かけたほうがいい」と言える医学的根拠はあまりありません。

青は緑や赤に比べれば波長が短く、エネルギーレベルが高いので、比較すれば体に悪いとはいえます。ただ、自然界にはもっと波長が短く、エネルギーレベルが高い光があります。スペクトルで紫の外側の紫外線です。私たちの目は日々、紫外線を浴びているのに、なぜブルーライトが問題になるのでしょうか。

もちろん、直視できないような強いブルーライトを何万ルクスも長時間当てたような場合は、網膜が傷害されて、失明する確率が高くなります。それは、動物実験でわかっています。

ただ、人間が普通に生きていて一生に浴びるブルーライトの量が、何かとり立てて網膜に悪い影響を与えるというエビデンスはありません。そもそも、スマホやパソコンのモニターから目に傷害を与えるような量の光はまったく出ていません。きちっとした安全基準のもとに作られています。真夏の太陽の下のほうがはるかに強いブルーライトが出ていますが、失明はしません。

放射能は一般的に危険だといわれますが、人間は自然放射線を日々浴びています。すべては浴びる量の問題です。おいしい醤油も大量に飲めば死んでしまうのと似ています。

米国眼科学会ではブルーライトをカットするメガネには十分なエビデンスがないということで推奨していません。

ただ、ブルーライトカットメガネをかけると目に入る光の量は減ります。私たちは目に強い光が入ってくると、感覚的にまぶしいと感じたり疲れたりしますから、単に光量を減らすという意味では、目を楽にすることがあるでしょう。それは嘘ではありません。

しかし、それはブルーライトカットではなくても、グリーンライトカットでもグレーライトカットでも同じです。それこそ、薄い色のサングラスでも構わないのです。サングラスは幅広い波長の光を減らしてくれます。あるいは、パソコンのモニターのほうを調節して、光量を減らしてもいいですね。

前にも少し触れましたが、夜寝る前に青い光を浴びすぎると、睡眠を促すホルモンであるメラトニンの分泌が抑制されて眠れなくなることがあります。ですから、寝る前にブルーライトカットメガネを使うのは一定の意味があります。なお、最近のスマホにはナイトモードといって、ブルーライトを減らす機能があります。

メガネを作るとき、「ブルーライトカットのレンズにしますか?」と聞かれることがあると思いますが、ちょっと見栄えをよくするためにレンズに軽い色を入れるくらいのものだと考えておいたほうがいいでしょう。「緑色は目にいい」と言われて緑色の洋服を買うようなものです。緑色の洋服を着たから目が良くなるわけではありませんが、信じることは自由です。

それでも日本では、現代人の目の疲れやすさと、液晶画面から放射される何となく危険な感じがするブルーライトという二つが組み合わさったストーリーが、人々の心をつかんだのでしょう。その意味では見事な、天才的なマーケティングの成果だと思います。消費が喚起され、経済が回ったという意味では、良かったともいえます。

ただ、子どもに関しては別です。過去には、発達期の小学生にもよかれと思って日常的にブルーライトカットメガネをかけさせようとした動きがあったようで、これに対して眼科医から「とんでもない」と意見書が出たことがあります。

というのも、特に子どもにとっては、あらゆる波長の光を含んだ太陽からの自然光を一定時間浴びることが大事だろうという仮説があるためです。

「カラコン」「まつエク」は問題ない？

カラコンはあくまでファッション製品

瞳の色を変えられる、瞳が大きくなったように見えるということで、カラーコンタクトレンズが若い人に人気です。度が入っているもの、入っていないものがあります。

カラコンが登場した当初、眼科医は猛反対をしていました。カラコンについている色素が本当に安全なのか、レンズが粗悪な素材で作られていないか、色素が目の中でとれたりしないのかなど、いろんな議論がありました。

当時は、並行輸入された安価な外国製カラコンで特に問題が起きていました。レンズのカーブがしっかりしていなかったり、エッジが整えられていなかったり、素材に問題があったりして、目の表面が傷ついたりする人が出たのです。実際のところ、痛くてとてもつけていられないという代物もあったようです。

今は安全性試験などが行われ、品質の高いものが普通に買えるようになっています。

それでもなお、なるべく装着しないほうがいいという考えの眼科医は、私を含めて多いはずです。ファッション製品を繊細な目に入れることに抵抗を感じるからです。

目の中に異物を入れると、涙液の交換を低下させたり、角膜に到達する酸素がブロックされたりするので、できれば避けたほうがいいと思います。もちろん、一生問題なく使える人がいるのも事実なので、眼科医に目の状態を調べてもらいながら使って、目の表面に何らかの異変が生じていたら速やかに中止するというのがいいかもしれません。

カラコンと並んで人気なのが、まつ毛のエクステンションです。

目を縁取るまつ毛は、目の周りに入ってくるホコリを払うためにあるといわれていますが、長さが見た目を大きく変えることも事実です。最近は化粧の低年齢化が進み、早くからマスカラを塗るようですし、つけまつ毛の人気もリバイバルしたりして、それに伴うトラブルもあると聞きます。

特に、まつ毛のエクステはグルー（接着剤）などを使って毛を装着します。グルーが目に入れば当然リスクにつながります。心配なのは、専門的な知識をしっかり持っている人が施術しているとはかぎらないということです。

米国であれば、歯の治療をする際に患者さんには100%、プロテクションゴーグルをつけてもらいます。万が一にも治療器具が落下したとき、目を傷つけないようにするためです。しかし、日本の歯科でゴーグルをつけるクリニックがどれくらいあるでしょうか。

まつエクは目のふちぎりぎりに施術するわけですから、しっかりとリスク管理をしたサロンを選んで欲しいところです。

「アルカリ性の洗剤」が目に入ると失明する？

エクステのグルーのように、目を危険にさらす異物は日常にも潜んでいます。それがアルカリ洗剤です。

漂白剤のようなアルカリ性の洗剤が目に入ると、角膜が濁り、失明に至ることもあります。これは、アルカリがタンパク変性を引き起こすためです。卵の白身にアルカリ性の液体を入れると、タンパク質が凝縮し、ゆでてもいないのに真っ白になります。

洗剤だけではありません。たとえばセメントを扱う際には十分に注意が必要です。セメントは強アルカリです。パッと飛んで目に入ったりしたら、大量の流水で洗わないといけません。産業医学の観点から、セメントは保護メガネをつけて扱わなければいけないことになっています。工事現場でヘルメットをかぶることが当たり前になっているのと同じです。最近は自宅のDIYでセメントを使う人も増えていると聞きますので、気をつけていただきたいと思います。

万が一、漂白剤などが目に入ったら、すぐに大量の水で洗い流してください。まずはすばやく薄めることが必要です。それから眼科医に診てもらってください。おそらく、さらに洗浄してもらうことになります。それ以外にとり除く方法はありません。

アルカリ性のものと、酸性のものを混ぜたら危険だという認知は広がっていますが、それぞれ単品でも危ないということは意外に知られていないように思います。酸もヤケドをしたり、硫酸などは目に入ると失明を引き起こしたりする危険がありますが、表面だけにとどまり、比較的軽症で済むことが多いです。

アルカリ性の液体のほうが、脂溶性が高く細胞膜を透過しやすいため、深く浸透して、たちが悪いといわれています。

こんなに目に危ないものが私たちのすぐ身近にあるわけですから、お子さんが触ったりしないよう、しっかり管理しておくことが大切です。

第6章

本当に「目に良い」選択とは

コンタクト、ICLは大丈夫？

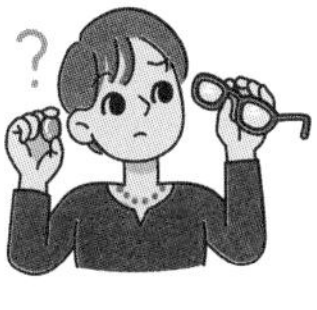

メガネとコンタクトレンズ、どっちがいい？

ここからは、目に関して私たちが何気なくしているチョイス（選択）について、それがどんな意味を持つのか、私なりの見方をお話ししていきたいと思います。

たとえば、視力を矯正するためには、メガネかコンタクトレンズを選ぶことになります。「どちらがいいのですか」と聞かれることがありますが、これは何をもっていいとするかによります。

ものがゆがんで見えにくい、ものが見やすいといった光学特性を重視するならば、コンタクトレンズのほうがビジョンクオリティはいいでしょう。目の動きとともに全方向にレンズが一緒に動いて、ゆがまずに見せてくれます。
ただし、目の中に、正確には涙液の中に異物を入れているので、どうしても酸素が入りにくいですし、瞬きによる涙液の交換効率も落ちます。

昔に比べるとコンタクトレンズの素材は劇的に良くなりました。酸素透過性も上昇し、保湿率も高くなり、カーブなどのデザインクオリティは高くなりました。ただ、やはり異物を1日8時間なり10時間なり留置しておくわけですから、コンタクトレンズをしていない目に比べると涙液効果が発揮されにくくなります。人によってはドライアイになりやすかったり、アレルギー性結膜炎などになりやすかったりします。

生き物としてのヒトの目にいいという意味では、間違いなくメガネでしょう。目に何も入れていないわけですから、安全性は高いです。

私自身はコンタクトレンズを使用しています。大好きなテニスなどスポーツがしやすいから、というだけの理由で大学生のときから使い始めました。特に大きな違和感がないので使い続けています。コンタクトレンズを使うにしても、近視矯正手術を受けるにしても、あらゆるものにはプラスの側面とマイナスの側面があると考えています、それを十分理解したうえで悔いのない選択をすることが重要です。

ただ、私にはメガネにできない大きな理由がもう一つあります。左目と右目の度数が大きく違うためです。俗にガチャ目、専門用語では不同視といわれます。

近視のメガネに使う凹レンズは、ものが縮小されて見えます。度数が強いほど小さく見えます。凸レンズの虫メガネでものが大きく見えるのと逆ですね。メガネだと、凹レンズの位置は水晶体から1㎝以上離れているため、光が目に届くまでの間に像が縮小されてしまうのです。

普通はほとんど気になりませんが、私のように度数の左右差が大きいと、網膜に映る像の大きさも左右でかなり違ってきます。すると、フュージョンといって、右の目で見たものと左の目で見たものを融合させることが脳にとって難しくなり、気分が悪くなってしまいます。これに対し、コンタクトレンズは目に直接乗せますので、像の縮小は最低限に抑えられます。

なお、小さな子どもには本来、メガネのほうがいいといわれています。万が一にでもコンタクトレンズで目に障害が出た場合、発見が遅れがちですし、大人に比べてさらに長期間、障害と付き合っていかなくてはならないからです。子どもは目の不調を感じても、うまく周囲に説明しづらかったりもします。単純にコンタクトレンズの取り扱いが子どもには難しい、というのも大きいでしょう。

コンタクトレンズは「清潔さ」が何より大事

コンタクトレンズの歴史は長きにわたります。目の屈折を変えるコンセプトは、レオナルド・ダ・ビンチが水の中で目の屈折率が変わることを発見したことにさかのぼります。その後、ガラスを削って目の表面に当ててみたことから開発が始まりました。当時の人たちは、メガネを小さくして直接、目に当てたら見えるのではないかと考えたわけです。

探求心の旺盛なメガネレンズ職人が、小さなレンズを手作りして研磨して作ったといわれています。最初は痛くてとてもつけていられなかったようですが、そのうち「意外に慣れる」と気づいていきます。

一つひとつガラスを削り出していたレンズも、やがてプラスチックに替わりました。まずは硬いハードのコンタクトレンズ、そしてソフトコンタクトレンズが出てきました。極端に乱視の強い人の中には、ハードコンタクトでなければ視力が矯正できない人もいます。乱視の目は表面のカーブがゆがんでいるのが問題なわけですが、柔らかいソフトコンタクトは、そのカーブに沿ってしまうためです。**ハードコンタクトのような硬いものので涙液を覆うと、ピントが合いやすくなります。**現在では、ソフトコンタクトでもレンズの厚みを部分的に変えることでかなりの乱視に対応できるようになっています。

しかし、今の主流はソフトコンタクトでしょう。ソフトコンタクトは、材料の進化でどんどん柔らかく薄くなり、使い勝手が良くなってきました。生産量が増えて、価格も安くなりました。今は、1日使い捨てのコンタクトレンズも出てきていますし、一生使い続けても、多くの人に問題はありません。

大事なのは、ドライアイや結膜炎を防ぐために装用時間をできるだけ短くすることと、毎日一定の時間使うこと、そして清潔に保つことです。

特に、1日使い捨てではないタイプの場合は、レンズにタンパク質が付着すると、それがもとになってアレルギー反応などが起きてくるので、注意しなければなりません。目に入ったスギの花粉がコンタクトレンズに付着して、それがずっと目に接触してアレルギーを悪化させることもありえます。これは、目に対する相当な負担になります。レンズを専用の洗浄液でしっかりこすり洗いすることが重要です。

目の怖さは、今日、明日で何か目に悪いことをしたところでたいした影響はないことです。1日使い捨てのレンズを毎日交換せず、2日に1回、3日に1回にしたところで、短期的にはあまりわかりません。

しかし、10年、20年と続けていると、ボディブローのように効いてきます。アレルギー性の結膜炎になったり、ほかの角膜障害を発症したりすることもあります。新しいレンズ、清潔なレンズを使うのは、目の健康を維持するうえでとても重要です。

子どものメガネの度数は、ゆるめにしてはいけない

一方のメガネは、度の合ったものをかけて、きちんと拭いてホコリがついていない状態を保つことが大事です。

昔は、度の強いメガネをかけると目が余計に悪くなるとされた時代がありました。メガネをかけて視力1・2や1・5などに矯正すると、「よく見えることに慣れてしまって、もっと度が進むのではないか」「見えすぎてかえって近視が進みそうだ」といわれていたのです。「子どもには、ちょっと弱めの度のメガネをかけさせよう」という取り組みもあ

ったほどです。

しかし、大規模臨床試験で、**度の弱いメガネをかけている子どものほうが近視がより進むということがわかりました。**実は眼科医にとっても、これは意外な結果でした。

今では、近視の人はフルコレクション（完全矯正）といって、しっかりと見える度のメガネを作るようになっています。

つねに完全矯正の状態を保つためには、当然、子どもの目の検査は頻繁に受けたほうがいいことになります。

小さな子どもはなかなか自分から「目が見えにくくなった」とは言いません。どの程度まで見えるのが正常なのか、本人にはわからないからです。「遠くは見えないものである」と思っていることさえあります。たとえ見え方に違和感があってもうまく言語化できない子もいますし、目が見えないことを伝えたらメガネをかけさせられるので嫌だとか、さまざまな理由で子どもの視力障害の発見は遅れがちです。

ぜひとも定期的な検査を習慣づけて、度が進んでいたら、それに合わせてしっかりメガネを替えてほしいと思います。費用はかかりますが、そのほうが近視の悪化するスピードを遅らせることがわかっています。

ちなみに「かっこう悪いから」と、学校ではメガネを外してしまう子どももいますが、これも良くありません。学校でも必要な場合はメガネをかけなさい、と子どもたちに教える必要がありそうです。

「レーシック」は、危なくないの？

近視の人が大人になってレーシック手術を受けた、あるいは受けようとしている人も少なくないかと思います。角膜の表面にレーザー照射して、角膜の屈折を治す矯正手術です。

レーシックが始まった20年ほど前は、メガネやコンタクトレンズほどの視力は出ないかもしれないけれど、メガネやコンタクトから解放されるからやりましょうという感じで眼科医は説明していたと思います。「手術前に比べて、見え方がちょっとファジーになった気がする」とか「白い線が完全にまっすぐではなくて、ちょっとボケているかもしれない」というような、神経質で細かいタイプの人には向かない、なんて言われ方もしていました。

「眼科医はレーシックはしないほうがいい」ともいわれていました。いろいろ細かな手術を行うには、本当に精密な視力が要求されるためです。ファジーでは許されません。

ただその後、技術は日進月歩で進化してきました。最近では、最新のウェーブフロント技術で個人個人の目の収差を考慮し、アイトラッキングといって目の微妙な動きを追尾してレーザー照射します。手術後の視力のクオリティはかなり向上しました。

レーシックは1970年代、ロシアで放射状角膜切開術が行われたのが始まりです。近視はピントが網膜の手前で合ってしまう状態ですので、角膜の屈折率を弱めてピントを遠くに持っていけばいい、という発想がもとでした。

近視の目は球ではなく楕円形になっているとお話ししましたが、先端にある角膜もきついカーブがついています。それを平べったくするために、角膜の表面に切り込みを入れたのです。

レーシックの技術開発物語

当時の切開は、角膜を深く突き抜けるぎりぎりまで放射状に切り込みを入れていました。すると、角膜の一番内側にある内皮細胞を知らないうちにはがしてしまい、4〜5年すると、多くの人が水疱性角膜症を発症して失明してしまいました。失明した人は角膜移植をするしかありませんでした。内皮細胞が視機能保持にとても重要であることが発見されるきっかけになった、大失敗の事件でした。

そこで、内側まで到達しない範囲で切開することになりました。角膜に切れ目を入れて、フラップというフタを作成したあと、フラップをめくってレーザー照射する手術法が開発されました。

最初はマイクロケラトームという手動の機械で切っていました。今に比べて度数は正確というわけにはいかず、70%程度の方が1・0以上の視力が出る程度でした。現在のようなミクロン単位の精度で行う手術になってからは、少なくとも90%以上の方が1・0以上の視力が出ますし、合併症もほとんどなくなりました。

今では、多くの人の命を預かる民間航空機のパイロットや、より厳しい状況で飛行をする米国空軍のパイロットにもレーシックが認められているほどです。

ちなみに近視と空軍には、こんなエピソードもあります。

空軍のパイロットにとって目が良いことは必須条件でしたが、採用したときには問題なくても、時間が経つにつれ近視になる人が出てきました。せっかく莫大なお金をかけて訓練しても、近視のために失格になってしまうのです。そこから、「近視は子どものときで進行が止まるとはかぎらない」ということや、「現在近視でなくても網膜周辺部に遠視がある『周辺部遠視』の人は将来近視になりやすい」ことなどが発見されました。すでに紹介したわれわれの「クボタグラス」も、この周辺部遠視に対して働きかけることで近視の治療を目指すものです。

レーシックにもリスクはある

技術進歩が著しいレーシックですが、手術ですから当然リスクはゼロではありません。運悪く細菌が入ったりすることがないわけではありません。細菌性角膜炎の頻度は0・02〜0・2%で、しかも早期に治療すれば通常回復しますが、手遅れになると角膜移植をしなければならなくなることもありえます。

日本でも清潔な状態で手術をすることを怠り、多数の視力障害を引き起こした医師が実刑判決を受けた例もあります。

体の抵抗力が落ちていると、まれに歯を抜いただけでも数％の人が感染症を発症し、さらにまれなことではありますが、命の危険を伴う敗血症になってしまう人もいます。

もちろん歯科医は手術道具などを煮沸滅菌し無菌状態にして手術します。ただ、口の中は細菌の宝庫です。人間の臓器ですから完全に菌を無くす「滅菌」はできず、菌の数を減らす「消毒」しかできません。目もそれと同じです。

加えて言うと、手術は人間がすることですから、細心の注意を払っていてもある頻度でヒューマンエラーは起こりえます。その運の悪い不具合が、腕にちょっと傷跡が残るくらいであれば、まあ仕方ない、洋服で隠しておこうで済むかもしれませんが、目に傷がついたら即、見えにくさにつながりかねません。

また、やはり角膜の一部を切除するわけですから、角膜が薄い高度近視の方にはできませんし、希望した度数にピッタリならない人もいます、手術してから時間とともに近視が再発してしまう方もいます。ドライアイになってつらいなどという人もいます。

眼科医の説明をよく理解し、必要ならセカンドオピニオンも聞いたうえで、自分に合ったレーシック手術を選択していただきたいと思います。

なお、術後の生活は、ずっと強く目をこすったりするなど極端なことをしなければ問題はありませんが、ボールなどが目にぶつかった場合には、レーシックをする前よりも大きなケガにつながる可能性があるのは事実です。角膜のフラップは縫合しません。自然にピッタリ吸いついて、上皮が覆いますので普段は問題ありませんが、角膜の切開創はそのままなので、衝撃によってはフラップがズレたりすることがあります。

眼内にレンズを入れる「ICL」

最近では、さまざまな理由でレーシックの件数が減少傾向にあるようです。代わって日本で主流になっているのがICL（インプランタブル・コンタクトレンズ、有水晶体眼内レンズ）です。

歯にもインプラントがあるように、ICLは、ソフトコンタクトレンズを目の中に埋め込む手術と考えるといいと思います。水晶体の前にレンズを埋め込むのです（図表6－1下）。

手術費用はレーシックが出てきたときと同じで、まだかなり高額ですが、角膜にフラップを作って中を削るより何となく安全そうだと感じている方が多いようです。また、

図表6－1　レーシックとICL

レーシック

角膜の表面を薄く切ってフラップ（ふた）を作る。
レーザーで角膜実質を除去したあと、フラップを戻す

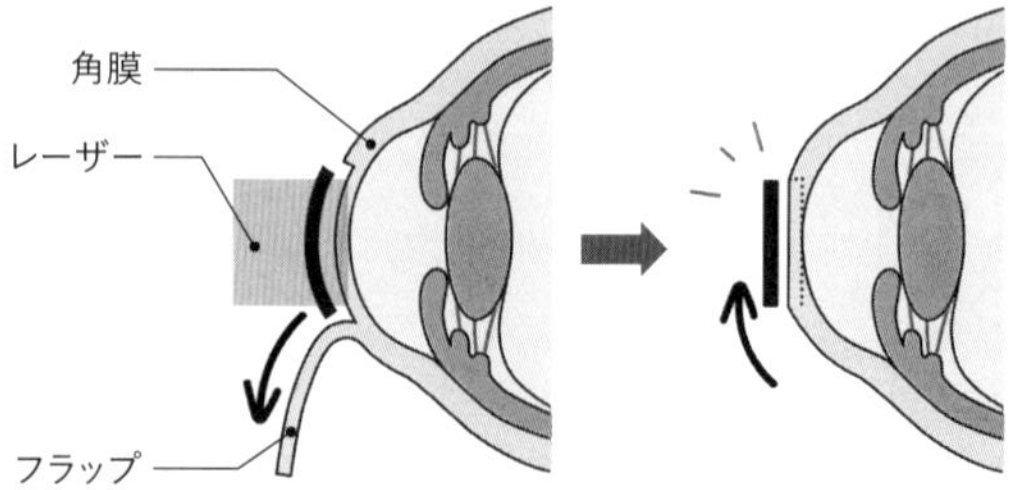

眼が伸びて尖ってしまった角膜を平坦な形に加工することで、
屈折率を変え、網膜でピントが合うようにする

ICL

角膜を3mmほど切開し、虹彩と水晶体の間にレンズを入れる（注）
小さな傷からストローのようなもので、丸めた柔らかい素材のレンズを中に入れて押し出して開く

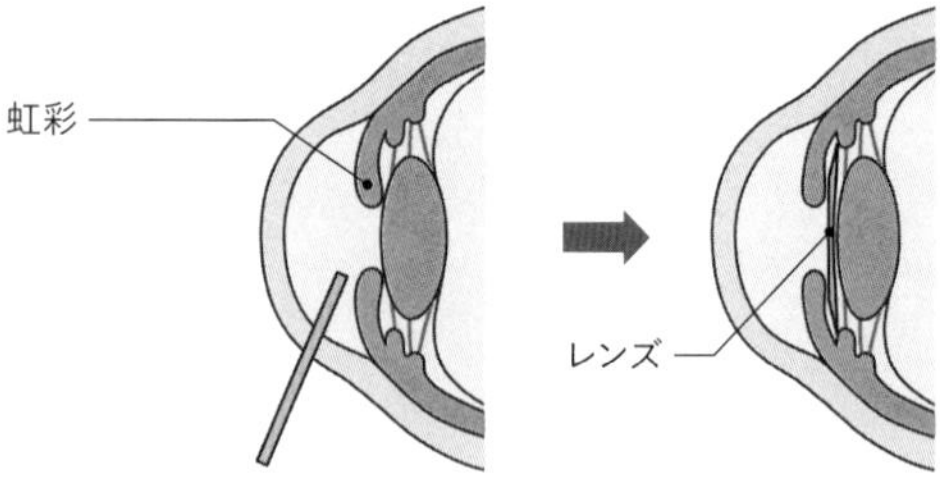

水晶体を取り除いて、代わりにレンズを入れる白内障手術と
発想は似ている

（注）後房型の場合。角膜と虹彩の間にレンズを入れる前房型もある

場合によってはレンズを取り出してもとに戻すことができるということにも魅力を感じるようです。

ただ、レーシックは角膜の表面しか切開せず、中は触っていません。**一方のICLは、目の中にレンズを入れる眼内手術になります。その意味では、リスクはより高いといえます。**頭を手術する際、頭皮だけを処置する手術と、頭蓋骨を開けて脳に直接触れる手術では、侵襲のレベルがまったく違うのと同じです。

目の表面にあった細菌が一緒に中まで入ってしまうリスクはゼロではありません。目の表面に細菌が入るのと、目の中にバイ菌が入るのとでは、危険度がまるで違います。目の表面が濁って見えなくなっただけなら、最悪、角膜移植をして角膜を取り替えるという方法があります。しかし、細菌が目の中に入って眼内炎を引き起こし、網膜まで障害を受けると、多くは回復不能な視力低下をきたします。

また、まれではありますが、手術中にレンズに触れてしまって白内障になったり、角膜内皮に触れて角膜内皮細胞が減ってしまったりすることが起こりえます。したがって、ICLはちゃんとした認定医師しか手術できないことになっています。

ＩＣＬの超長期の安全性証明はずっと先

ＩＣＬは基本的には白内障の手術に似ています。

第4章でもお話ししたように、白内障の手術は今から30年ほど前までは1時間前後かかる大がかりなものでした。手術後の視力回復にかかる時間も長く、合併症などを発症して十分な視力が出ないことも、現在よりずっと多くありました。今は侵襲度の低い小切開手術になって、症例にもよりますが10分程度で終わります。ＩＣＬも、白内障の手術で失明する方がほとんどいないと同じ程度には安全です。

入れるレンズのサイズを事前に決めるための計算式も、当初は誤差があったり、眼内に入れたレンズがくるくる回転することがあったりしましたが、最近は計算アルゴリズムの精度が上がってそのようなことはほとんどなくなりました。また、初期のＩＣＬレンズは、白内障や、緑内障につながる眼圧上昇を比較的頻繁に引き起こしていましたが、レンズの中央に穴を開けた新しいデザインになってからはほとんどなくなりました。

とはいえ、ＩＣＬは一般的になってからまだ10年ほどしか経っていません。新しい技術は、進化していく過程でいろいろなことが起きます。

　私はまったく大丈夫だと思っていますが、今、「新型コロナワクチンを打った人が5年後、10年後に本当に悪影響が出ないか完全にはわからない」と言う人がいます。レーシックも最初はそういう時代が長く続きました。それから20年、30年と経って、特に手術を中止しなければならないほどの事象は起きていないということで、米国空軍でも許可されるようになったのです。

　どんなにいいものでも、時間が経たなければ本当の意味での長期的な安全性は証明しようがありません。

　金属疲労を検査する際、10年ぶんの負荷を1時間で再現する加速度試験のようなものが行われていますが、医療ではそのようなことはほぼ不可能です。代わりに、ヒトに近いサルなどで研究したり、亡くなったヒトの角膜を用いて研究したり、安全性を担保するために最善が尽くされています。

　もちろん専門家が最善の注意を払って施術しますので、まず大丈夫なわけですが、長期的にも絶対に安全だと言い切れないのが、最新医学の宿命なのです。

目や頭への衝撃に注意する

そう考えると、やはりレーシックやICLを受けなくてもいいように、良い目を維持することが一番です。そのためには、これまでお話ししてきたとおり、近見作業を避けることが大事ですが、物理的な事故を避けることも大切です。

目への強い衝撃は、もちろんいいことではありません。目は強い骨で囲まれているとお話ししましたが、それより小さな径のものが当たったりすると危険です。バスケットボールが当たってもまず大丈夫ですが、バドミントンのシャトルやゴルフボールだったら眼球破裂も起こしかねません。

頭への強い衝撃も避けたいことです。強くなくても、コンスタントに衝撃を与えるのも良くありません。激しいスポーツをする人は、気をつけないとボディブローのように効いてきます。最悪、眼内出血したり、網膜剥離になったり、場合によっては眼球運動障害をきたしたりすることすらあります。

幸い、野球のヘルメットにもヘッドプロテクターをつけるようになってきましたし、アメリカンフットボールの防具にしてもどんどん改良されています。リアルタイムでどのくらいの衝撃を受けたか、計測しながら競技を行うようにもなっています。

もし強い衝撃を受けたら、必ずいったん休むことが重要です。人間には回復力があるので、衝撃を受けるとみずからの力で元に戻ろうとします。ある程度の衝撃まではフルリカバリーできるといわれています。ところが、衝撃から回復する前に新たな衝撃を受けると、ダメージが残ります。

力学的なエネルギーだけでなく、目に入ってくる光エネルギーが極端に多くなるのも避けたいことです。太陽を長く直視するのは危険ですし、強い紫外線も良くありません。

可視光より波長の短い光が、紫外線です。波長が短くなるほど、エネルギーレベルは高くなり、障害を起こしやすくなります。しかも紫外線は、DNAという人間の最も大事な設計図が描かれている部分に吸収されやすいのです。紫外線が当たることで細胞が死んで、炎症を起こしてしまいます。皮膚も紫外線を浴びると皮膚がんにつながったりしますが、波長の短い光は、角膜を急速に傷つけます。

サングラスで目を守る

とはいえ日常では、空を一日中眺め続けでもしないかぎり、目が紫外線をずっと浴び続ける状況はなかなかありません。あるとしたらスキー場でしょうか。

晴れた日にゴーグルをせずに滑っていると、目の表面が炎症を起こし、痛みを生じます。涙が出て止まらなくなったりもします。いわゆる雪目です。スキー場は照り返しが強く、下からの反射も受けることになり、30分程度で雪目になることもあります。

目が痛いと感じると、反射性分泌で涙がたくさん出ます。大雨の日にワイパーがない車で走るような状態になって目を開けられず、つぶっていないと辛くなります。

ただ、紫外線はプラスチック1枚で防げるものでもあります。スキーならゴーグルをすればいいのです。南の島を訪れるときには、できればサングラスをかけたほうがいいでしょう。まぶしさ防止もありますが、目を守るために、です。

ちなみに、ずっと太陽の下にいる仕事の人がかかる病気もあります。翼状片《よくじょうへん》といって、白目の組織がどんどん黒目の角膜に入ってくる病気です。

私は子どもの頃、父の仕事の都合で米国に住んでいましたが、テニスキャンプでフロリダに行ったとき、テニスのコーチから「翼状片は職業病なんだよ」と教わりました。ほとんど雨が降らない地域で、朝から晩までずっと外でテニスをしていたら、慢性的に紫外線に暴露してしまいます。増殖性疾患の一種ですが、紫外線がいかに体に悪いかの一つの象徴といわれています。

ビタミンDを合成するためには紫外線も必要で、まったく光が当たらないところにいるとやはり病気になってしまいますが、浴びすぎるのも問題。バランスが大切です。

ちなみに雪目は治療の方法がありません。角膜は細胞がどんどん生まれ変わります。皮膚と同じように、炎症が起こった細胞がはがれて新陳代謝するのを待つしかありません。だいたい2、3日で治ります。子どもであれば再生能力が高いため、翌日には治ったりします。

余談ですが私たちが開発している小児の黄斑変性治療薬も光障害を防ぐ効果があるので、「飲むサングラス」と呼ばれています。

涙という特別な〝スープ〟

良い目を維持するうえでもう一つぜひ知っておいてほしいのが、涙の大切さです。フレッシュな涙がしっかり出ているほど、目は良い状態になります。日常的に涙腺から出てくる涙は、基礎分泌で出てくる濃い涙です。唯一、むき出しになっている目という臓器を、外気の乾燥や侵入してくる病原菌などから守ってくれています。

それとは別にもう一つ、反射性分泌があります。感動したり、悲しくなったり、目に何かものが入ったときに痛くて出てくる涙です。

基礎分泌の涙液は、スープで言えば濃いスープで、目に良いものがたくさん含まれています。一方で、反射性分泌は、水をバシャッとかけるようなものです。感情でバシャッと出たり、目の中にある異物をバシャッと洗い流そうとしたりします。先ほどの雪目で出てくるのもこれです。スープで言えば薄いスープで、緊急的な涙です。体の血漿《けっしょう》成分が十分含まれていません。ですから、これだけでは目の健康は保ちきれません。

基礎分泌の涙は、赤血球のない血漿成分のようなものであり、完全に代わるような人

工物質はありません。人工涙液もありますが、一部しか再現できていません。

重度のドライアイの人、涙腺機能障害の人などは、とても大変です。自分の血液をとり、それを点眼液にして注す自己血清点眼を行わなければならないほどです。

そんな大事な涙を、いい形で保つにはどうすれば良いのでしょうか。

瞬きが減ると涙の分泌が抑えられてしまうので、まずは瞬きをしっかりすることです。乾燥する部屋にいると涙の蒸発スピードが早くなって、濃度が高くなってしまいますから、加湿も大切です。

あとは、バランス良く健康的な食事をしたり、感染症で涙が出にくくなったりしないよう、目を清潔に保つことでしょうか。

第5章でお話ししたとおり、むやみに目を洗浄するのは、私はおすすめしません。バイ菌がドサッと入ったときや、何か異物が入ったときに眼球洗浄を行いますが、日常的にするようなことではありません。また、眼圧を下げる薬など、やむをえない場合を除き、目薬をやたら注したりするのはどうかと思います。もともとある涙がちゃんと覆っている状態が一番です。

「目」を見る日本人、「口」を見る欧米人

マスクに関する考え方の大きな違い

新型コロナウイルスの問題が出てきたとき、マスク着用に強い拒否反応を示す欧米人が多くいました。相手の表情が見えないのが嫌だというのです。

欧米人は相手の表情、とりわけ口に着目します。スマイリーフェイス、日本ではスマイルマークと呼ばれるアイコンの目は無表情ですが、口角がグッと上がっていることで笑顔だとわかります。欧米のアニメや漫画を見ていると、目の表情はほとんど変えずに、口の形を変えることで感情表現しています。

米国に住み始めた頃、しゃべるときになんとなく口元に手を当てたら、「何を話しているかわからないから口を隠さないで」とよく言われました。英語は口の周りの筋肉を大きく動かす言語なので、口が感情表現の主役になっているのかもしれません。私も久しぶりに英語圏で英語だけで生活すると、顔や喉の筋肉の疲れを感じることがあります。

もう一つ、欧米で口元を隠すというと海賊やギャングがすぐに思い浮かびます。西部劇でも、悪役は口元を隠しています。早々にマスクを誰もしなくなったのは、こんな背景もありそうです。

一方、日本には「目は口ほどにものを言う」ということわざがあります。アニメでも日本のキャラクターは目尻を下げたり、つり上げたりして喜怒哀楽を表現するように思います。会話中もちょっと口を隠したほうが上品なのではないか、失礼にならないのではないか、という空気感があるのかもしれません。ですから、コロナ禍でのマスク着用もあまり抵抗感なく受け入れられたように思います。マスクをしていても目が見えればいい、という感じでしょうか。

目の表情ではなく色を見ている

逆に、サングラスは目の表情がわかりづらく、違和感を抱く日本人が多いですよね。もしかすると、欧米の悪役がマスクをしているように、日本でテレビや映画などに登場する悪役はサングラスをかけていることとつながっているのかもしれません。

欧米人の多くは晴れた日の外出時にはサングラスを使います。中でも目の青い人たちは、有色人種よりも目の色素が少ないため、ストレイライトと呼ばれるランダムに入ってくる光がとてもまぶしく感じてしまうのです。

もちろん、欧米人もちゃんと目を見ています。しかし、着眼点が違います。彼らが見ているのは、何色の瞳をしているかです。誰かの話になったとき、「ああ、ブルーの目の人だね」「茶色の目の人だね」という会話が普通に行われ、「あの人の目は何色だった？」と聞くと、ちゃんと答えが返ってきたりします。

目の色、正確には虹彩の色は、メラニン色素の量によって遺伝的に決まっています。黒い色素の量と、網膜から反射してくる光と、周りにある血液の色との組み合わせで決まります。アルビノと呼ばれる、先天的にメラニン色素がまったく作れない人は、色素がないので血管の色が透けて赤く見えます。そして色素の薄い人たちほど、まぶしく感じやすくできています。日本人の目は色素が多いので、目の青い人と比較するとまぶしさをあまり感じません。

ちなみに白人の人たちでも目の色の薄い人は一部です。日本で「色白の美人」や「美男子」と言ったりするように、髪の毛の色が薄くブロンドで、目の色も薄い人は白人の間でも憧れられたりします。

おわりに

本当の優しさとは？

日本人は優しさを勘違いしていないか。そう思うことがあります。

というのも、ちょっとでも歩きにくそうな人に、すぐ車椅子を差し出すといった光景をよく見るからです。

私は、少しでも自分の足で歩ける人は、頑張って歩いてもらうほうが良いという意見です。歩けるのに、「いやいや、歩きにくそうだから」と車椅子に乗せるべきではない。歩けるものも歩けなくなります。

ところが、とにかく手を差し伸べることが優しいと思われているようなところが、日本にはないでしょうか。もちろん付き添っている方からするとゆっくり歩いてもらうより、さっさと車椅子で移動してもらいたいという場合もあるのだと思います。

米国では、出産や開腹手術の翌日から歩かされる、と日本で驚かれることがあります。「なんて残酷なことをするのだ」「入院費が高いからすぐに退院しようとするのだろう」などともいわれます。しかし、野生の動物は、産んだ瞬間に逃げなければ、すぐに敵に襲われて死んでしまいます。そうやって生き延びたのが、私たちの先祖です。だから、合併症なく子どもを産んだ場合は、直後に動いたほうが早く体力が回復するように実は設計されているのです。

日本では諸外国に比べて寝たきりの高齢者が多いという事実があります。やはり、何かがおかしいのです。

もちろん、海外がすべていいと思っているわけではありません。海外にも課題はたくさんあります。「日本は優しさが大事だから、寝たきりの人を増やしてもいい」という割り切り方もあるかもしれません。

ただ、寝たきりの人の立場に立ってみてください。手厚い介護に感謝こそすれ、本気で寝たままでいたい人などはいないでしょう。それならば、ストレッチや筋トレに挑んでもらう。最初のうちは痛いし、つらいかもしれませんが、何年も寝たきりでベッドから出られないつらさに比べたらどうでしょうか。

周りの人たちも「今、痛いからといって歩くのを嫌がっていると、人生最後の10年は寝たきりになるかもしれませんよ」と言ってあげる。それが本当の優しさではないでしょうか。できることなら若い頃から運動の習慣を身につけて一生続けるのが理想的です。何も激しい運動である必要はありません、毎日歩くだけでもすごく健康に良い効果が得られることがわかっています。

いかに厳しいことを言ってあげられるか

糖尿病でも、患者さんに「今と同じ生活習慣を続けていたらいけませんよ」とアドバイスする程度では、本人はついつい食べてしまいます。厳しいかもしれませんが、「今は痛くもかゆくもないだろうけど、いずれは足の切断や失明、人工透析することになるよ」と、もっと具体的な助言をするべきではないでしょうか。

身近にいて信頼される立場なら、家族でも、会社の同僚でも、友だちでも、もちろん医師でも構いません。厳しいかもしれないけれど本当のことを言う、そのことこそが長期的な視点で見た優しさであり、悲劇を防ぐことになる気がします。

もっと言えば、社会全体がそういう意識を持つことができれば、医療費も抑制できて、寝たきりの人も減らしていくことができるように思うのです。

目も同じことです。**スマホや本ばかり見て家の中にいる子どもには、「そんなことをしていると近視になって、将来の病気のリスクを抱える可能性がある」とはっきり言ってあげるべきではないでしょうか。**

「将来いい大学に入りたいから、1分1秒を惜しんで勉強する」という子どもにはなかなか言いづらいかもしれません。それなら少し工夫して、集中して勉強したあとは少し目を休めさせる。小学校の6年間だけは、外で2時間遊ばせる。もちろんスポーツでも構いません。

長い目で見た優しさが、総合的に、長期的に、一人ひとりがより幸せな人生が送れる可能性を大きくすると私は思っています。

2024年5月

窪田　良

【著者紹介】
窪田　良（くぼた　りょう）
医師、医学博士、窪田製薬ホールディングスCEO
1966年生まれ。慶應義塾大学医学部卒業、慶應義塾大学医学部客員教授、米NASA HRP研究代表者、米シンクタンクNBR理事などを歴任。虎の門病院勤務を経て米シアトルのワシントン大学助教授に就任。2002年創薬ベンチャー・アキュセラを創業。米国企業として初の東証マザーズ上場を果たす。2016年窪田製薬ホールディングスを設立し、本社を日本に移転。アキュセラを完全子会社とし、東証マザーズに再上場。独自の視覚サイクルモジュレーション技術に基づく「エミクススタト塩酸塩」においてスターガルト病および糖尿病網膜症への適応を目指し、米FDAからの研究費を獲得し研究開発を進めているほか、在宅・遠隔医療分野では、NASAと共同で、超小型OCTなどクラウドを使った在宅医療モニタリングデバイスやウェアラブル近視デバイスの研究開発を行っている。

近視は病気です

2024年6月11日発行

著　者——窪田　良
発行者——田北浩章
発行所——東洋経済新報社
〒103-8345　東京都中央区日本橋本石町 1-2-1
電話＝東洋経済コールセンター　03(6386)1040
https://toyokeizai.net/

ＤＴＰ…………キャップス
イラスト…………megkmit
装　丁…………小口翔平+須貝美咲+畑中茜（tobufune）
帯写真…………永田忠彦
印　刷…………ベクトル印刷
製　本…………ナショナル製本
編集協力………上阪　徹
編集担当………髙橋由里

ISBN 978-4-492-04732-3